人民健康·名家科普丛书

睡眠障碍防与治

总主编　王　俊　王建六

主　编　韩　芳　董霄松

副主编　许力月　衣荟洁

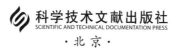 科学技术文献出版社
SCIENTIFIC AND TECHNICAL DOCUMENTATION PRESS
·北京·

图书在版编目（CIP）数据

睡眠障碍防与治 / 韩芳，董霄松主编. —北京：科学技术文献出版社，2024.6

（人民健康·名家科普丛书 / 王俊，王建六总主编）

ISBN 978-7-5235-0799-5

Ⅰ. ①睡… Ⅱ. ①韩… ②董… Ⅲ. ①睡眠障碍—防治 Ⅳ. ① R749.7

中国国家版本馆 CIP 数据核字（2023）第 184829 号

睡眠障碍防与治

策划编辑：孔荣华 王黛君 责任编辑：吕海茹 责任校对：张微 责任出版：张志平

出 版 者	科学技术文献出版社
地 址	北京市复兴路15号 邮编 100038
编 务 部	（010）58882938，58882087（传真）
发 行 部	（010）58882905，58882868（传真）
邮 购 部	（010）58882873
官 方 网 址	www.stdp.com.cn
发 行 者	科学技术文献出版社发行 全国各地新华书店经销
印 刷 者	北京地大彩印有限公司
版 次	2024年6月第1版 2024年6月第1次印刷
开 本	880×1230 1/32
字 数	117千
印 张	6.375
书 号	ISBN 978-7-5235-0799-5
定 价	49.80元

编 委 会

丛书序

"健康所系，性命相托"，铮铮誓言诠释着医者的责任与担当。北京大学人民医院，这座百年医学殿堂，秉承"仁恕博爱，聪明精微，廉洁醇良"的百年院训，赓续"人民医院为人民"的使命，敬佑生命，守护健康。

人民健康是社会文明进步的基础，是民族昌盛和国家富强的重要标志，也是广大人民群众的共同追求。党中央把保障人民健康放在优先发展的战略位置，注重传播健康文明生活方式，建立健全健康教育体系，提升全民健康素养。北京大学人民医院勇担"国家队"使命，以守护人民健康为己任，以患者需求为导向，充分发挥优质医疗资源的优势，实现了全员时时、处处健康宣教，以病友会、义诊、讲座多渠道送健康；进社区、进乡村、进企业、进学校、上高原，足迹遍布医联体单位、合作院区，发挥了"国家队"引领作用；打造健康科普全媒体传播平台，将高品质健康科普知识传递到千家万户，推进提升了国民健康素养。

在建院 105 周年之际，北京大学人民医院与科学技术文献出版社合作，25 个重点学科、200 余名资深专家通力打造医学科普丛书"人民健康·名家科普"。丛书以大数据筛查百姓常见健康问题为基准，结合北京大学人民医院优势学科及医疗特色，传递科学、精准、高水平医学科普知识，提高公众健康素养和健康文化水平。北京大学人民医院通过"互联网＋健康科普"形式，构建"北大人民"健康科普资源库和健康科普专家库，为实现全方位、全周期保障人民健康奠定并夯实基础；为实现"两个一百年"奋斗目标、实现中华民族伟大复兴贡献"人民"力量！

王俊　　王建六

人的一生有三分之一的时间在睡眠中度过，睡眠健康关系到人的身心健康。《健康中国行动（2019—2030年）》中明确提出个人和家庭应重视睡眠健康：每天保证充足的睡眠时间，工作、学习、娱乐、休息都要按作息规律进行，注意起居有常；了解睡眠不足和睡眠问题带来的不良心理影响，出现睡眠不足及时设法弥补，出现睡眠问题及时就医。

然而，据统计，目前我国超过3亿人有睡眠障碍，成年人失眠发生率高达38.2%，阻塞性睡眠呼吸暂停（OSA）患病率达4%，六成以上"90后"觉得睡眠时间不足，六成以上青少年儿童睡眠时间不足8小时。为了让公众了解睡眠和睡眠疾病，北京大学人民医院呼吸睡眠医学科的团队编写了本书。

睡眠疾病分为"睡不着""睡不好""睡不醒"3大类90余种，涉及各个年龄阶段，与其他系统疾病有着紧密的联系。我们组织睡眠医学的专家20余名，就3大类睡眠疾病中的常见疾病的相关问题进行了科学知识创作。本书分为"睡不着""睡不好""睡不醒""睡眠呼吸障碍"4章。我们密切结合实践，从临床中常见的问题出发，以浅显易懂的文字、典型的病案，生动地描绘了常见睡眠疾病的特征，包括疾病的临床表现、系统性损害、相关检测和治疗方法。

在本书创作的过程中，困扰我们的问题是如何兼顾专业性和普及性，为了增加本书的可读性，年轻学者们发挥了重要作用。他们对各自章节进行了反复多次的互审和修改，同时，我们也邀请部分患者和家属对书稿提出意见和建议。在大家的共同努力下，我们完成了本书的撰写工作。这是一本涵盖了几乎所有常见睡眠疾病的科普书，相信其出版后将会传达给公众更多科学的、实用的睡眠疾病知识，提高读者睡眠疾病的预防和识别能力，使患者在就医时对诊治流程和方案"心中有数"，提高医患沟通效率。

"路漫漫其修远兮，吾将上下而求索"，在睡眠医学临床工作中不断自勉前行的我们，也会在睡眠疾病的科普工作中更加努力，为公众了解更多睡眠相关的知识做出更多的贡献。

韩芳　董霄松

目 录

● ● ●

第二章

●●●

第三章

● ● ●

第四章

第二节　睡眠中呼吸暂停的危害 ··72

第**五**节　睡眠呼吸暂停综合征婴幼儿和老年患者⋯⋯⋯120

▶▶▶ 第一章

睡不着

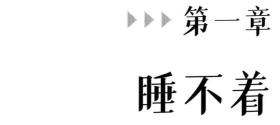

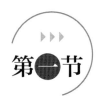

第一节

失眠

Q: 失眠的主要原因是什么?

导致睡不着的原因有很多,一般来说,可主要分为内因和外因。外因比较好理解,比如准备睡觉时却总有各种领导来询问工作进展;或者是本想借手机催眠,结果看的全是搞笑段子,还忘记关闭手机蓝光;又或者是身边有一个睡眠呼吸暂停综合征的患者。这些都能让人精精神神地躺倒天亮,但是这些比较容易处理,远离即可。

而内因,往往没有那么简单,它包括七情六欲的影响,当然还包括一些自身疾病的影响。七情六欲中的任意一个,都能轻松毁掉你的倦意,而且不易控制。说白了,这就叫"跟自己过不去"。睡觉之前,尽量不要想与七情六欲有关的事情,尽管有人说想法这种东西总会毫无征兆地出现,但是如果我们能主动地用平静、轻松的事情来占据我们的思路,那就会减少睡眠受到干扰的可能。

Q: 如何自我判断是否失眠?

失眠是这个时代不可或缺的话题。因为总会有各种各样的原因来剥夺人们睡眠的时间。

失眠的危害自不必说，小到生活琐事（比如忘带钥匙、忘还贷款），大到人命关天的事（比如疲劳驾驶、疲劳作业），时刻都在影响着我们的生活。下面介绍3点一些失眠的典型表现，有助于患者早期识别失眠。

第一，入睡困难，如果躺床上30分钟后仍不能入睡，那就是失眠的表现。但是这个要去掉干扰，因为很多人会躺在床上刷手机好几个小时，这的确会造成失眠，但是只要去掉诱因，就可以缓解。

第二，睡眠浅，怕声怕光，有声响或者光线就会导致觉醒，别人开门都能听见，这就是睡眠浅的标志。

第三，醒来之后就无法入睡。这个还要跟第一点有关联，如果醒来第一时间就是继续刷手机导致很难再入睡，这是典型的恶劣生活习惯造成的失眠。

Q: 失眠有哪些危害？

失眠会引起人的疲劳感、不安、全身不适、无精打采、反应迟缓、头痛、注意力不能集中。

它的最大影响是精神方面的，严重一点会导致精神分裂和抑郁症、焦虑症、自主神经功能紊乱等功能性疾病。失眠还可能导致各个系统疾病，如心血管系统、消化系统疾病等。

Q: 诊断失眠需要做什么检查？

了解失眠的最重要方法是应用脑电图多导联描记装置进行全夜睡眠过程的监测。因为睡眠不安和白天嗜睡的主诉有各种不同的原因，而脑电图多导联描记对于准确诊断是必不可少的。

但是这里有一点需要注意，由于睡眠环境和睡眠状态的改变，也可能会引起失眠，所以，在询问病史和重点神经系统查体基础上，为鉴别器质性病变导致的失眠，必要的、有选择性的辅助检查项目包括：CT 及磁共振成像；血常规、血电解质、血糖、尿素氮；心电图、腹部 B 超、胸透等。

及时就医非常重要，因为几乎所有疾病在发病初期都是最容易纠正和治愈的，此时花费最少，耗时最少，伤身最小，效果最好。

Q: 担心安眠药的不良反应怎么办？

患者需要在安眠药的"不良反应、依赖性和成瘾性"与"失眠的短期长期危害"之间做出抉择，两害相权取其轻。

当然也可以考虑一些其他改善睡眠的措施。首先就是规律日常作息，这很关键，是一切的基础。其次是心理治疗和行为治疗，这能使患者减少不必要的预期性焦虑反应；或者进行放松训练，可帮助加快入睡速度，减轻焦虑。

如果上述两种效果都不好，还可以考虑催眠疗法。其实目的是一致的，就是减轻紧张和焦虑，只是方法手段不同而已。

网络上有很多"治失眠的疗法"，例如，空气负离子、物理因子、磁疗、水疗、穴疗、针疗、电疗、食疗、茶疗、生物基因疗等，是否有效有待考证，目前在临床工作中几乎看不到这些方法的身影。

Q: 安眠药会不会成瘾？

现在人们对安眠药的认识存在两种误区。一种是对安眠药过分迷信和依赖，一失眠就吃安眠药；另一种是对安眠药的不良反应和成瘾性估计过高，宁愿默默忍受失眠的痛苦也不愿吃药。其实安眠药也和其他药物一样，需要注意对症下药和科学服用。

一部分失眠的患者对安眠药抱着过分恐惧的心理，担心一服安眠药就会上瘾，因此服服停停，导致失眠长期不愈。实际上，在医生评估和指导下，适当服用安眠药发生成瘾的只是少数，而且服用安眠药的不良反应比失眠对身心造成的影响要小很多。在服用的过程中，医生也会给予针对性的指导和处理，因此，这种恐惧心理完全是不必要的。

当然，一失眠就吃安眠药也是不妥的，因为这会加大药物不良反应的发生率和增加不良反应的严重程度，如头痛、记忆减退、头昏、成瘾、服用的剂量越来越大最后无效。因此，一定不能擅自服用安眠药，或擅自加量、长期服用。

Q: 失眠会不会复发？

有很多失眠者幻想，恢复睡眠后就不会再失眠了，而真相是，失眠是有可能复发的。睡眠障碍大幅改善之后，需要继续维持健康睡眠状态，找出引起失眠状态的外界原因，避免再次暴露在致病因子之下，以避免失眠再复发。

因此，在失眠治疗和睡眠改善的过程中，需要排除会造成睡眠障碍的自身原因，包括工作压力、情绪起伏或作息不定等，合理的生活饮食也是避免失眠的重要一环。不过，如果再次失眠，也不要惊慌和着急，可以尝试用合理运动、搭配饮食、稳定情绪等方法帮助自己入睡，遇到无法控制的情况，一定要咨询医生，不能擅自服药。

Q: 失眠能不能自己进行预防?

失眠是可以预防的。从生理机制上来说，睡眠由驱力和节律调控，也就是身体对睡眠的渴望以及大脑的生理时钟。在日常生活中要保持良好的睡眠，需要累积驱力，也就是延长白天的清醒时间，如避免过长的午休、躺床上过久等；还要注意消耗能量，如保持运动与人际交往。

如果不在正确的时间睡觉，昼夜节律被打乱，也不易入睡。所以应该保持自己的节律，在感到困倦的时候入睡，不要为了多睡而太早上床。

另外，压力可以无视睡眠驱力和昼夜节律，影响睡眠的质量。因此，减少压力、促进身心放松的活动都可以帮助入睡，在一定程度上预防失眠。

Q: 中医中药能治疗失眠吗?

中医中药对失眠的治疗是有一定效果的。失眠这一表现在中医领域可分为许多证型，如心脾两虚、心胆气虚、肝火扰心等，专业中医师常常可以根据患者的症状、舌苔、脉象等进行辨证论治。部分患者可通过针灸治疗，如针刺神门、三阴交、百会等穴位，以延长睡眠时间。进行穴位按摩、中药泡脚等，对于放松精神、改善失眠也有一定的疗效。常见帮助睡眠的穴位有百会穴、太阳穴等。患者在选择中医中药治疗的时候，一定要去正规场所，咨询专业中医师。

Q: 失眠会不会遗传？

除了与失眠相关的极少数致死性丘脑疾病以外，人们口中普遍说的失眠跟遗传并没有那么大的关系。实际上，失眠与环境因素关系更紧密，包括家庭生活习惯、家庭文化等。如果一个家庭生活规律，作息正常，运动量足够，家人之间气氛融洽，不吸烟、不饮酒的话，家庭成员内部失眠的概率自然也就比较低。反之，如果家庭成员中有人经常上夜班，昼夜颠倒，或是心理压力较大，自然也会反馈给其他家庭成员，使得家庭内部难以培养较好的睡眠习惯，失眠的概率也就增加许多。

Q: 失眠者日常生活中要注意什么？

根据美国《精神障碍诊断与统计手册（第五版）》（DSM-5），约 1/3 的成年人有过失眠问题。在得了失眠后，首先应该明确失眠的病因，辨别其是由高血压、睡眠呼吸暂停等身体状况引起，还是由抑郁、焦虑等心理状态引起，应当咨询专业医生以寻求对应的治疗。很多失眠的患者每天"努力"去睡着，可结果往往让他们大失所望，甚至愈发崩溃。由失眠引发的焦虑可以造成恶性循环，这也是失眠持久不愈的一个重要原因。实际上，在治疗的过程中，除了遵医嘱服药以外，最重要的是保持自己身心健康和精神的放松。需要调整白天和睡前的心态，平时多运动、多交际，睡前则保持宽容的态度，有的时候，恰恰是对睡眠的负担消失让患者得以快速入睡。

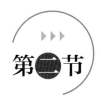

不宁腿综合征

Q: 什么是不宁腿综合征?

不宁腿综合征是一种常见的神经系统感觉运动障碍性疾病,也叫不安腿综合征,在静息或不活动的时候,如躺着或坐着,患者会有难以描述的下肢不适感或者不愉快的感觉,走动、伸展活动后可以得到缓解。患者一静下来老想活动腿,因为难受,所以坐不住。有部分患者上肢、腹部等身体其他部位也可出现类似的症状,这种情况尤其会在傍晚或者夜里加重。患者往往下肢频繁活动,或辗转反侧,症状在活动后缓解,停止活动后又会出现,干扰患者的睡眠,导致难以入睡,造成失眠,严重影响生活质量。

Q: 为什么会得不宁腿综合征?

不宁腿综合征分为原发性和继发性两种类型。①原发性不宁腿综合征不合并其他疾病,继发性不宁腿综合征会有明确的原因。原发性不宁腿综合征病因尚不明确,往往具有家族遗传史,遗传机制复杂,据研究 50% ~ 60% 的患者有家族史,多为常染色体显性遗传。②继发性不宁腿综合征的病因包括神经系统疾病(如帕金森病、多发性硬化、糖尿病神经病变等)、铁缺乏、肾衰竭以及药物影响（如三环类抗抑郁药、多巴胺受体阻滞剂、抗组胺药等）。此外，妊娠也会引起不宁腿综合征；酒精、尼古丁、咖啡的摄入也有可能加重不宁腿综合征的症状。

ⓠ 如何判断自己是否得了不宁腿综合征？

不宁腿综合征的诊断主要依靠典型症状，表现为傍晚或夜间有强烈的想要活动腿部的欲望，腿部不适在休息或不活动的状态下出现或加重，活动后可以部分或完全缓解，部分患者通过行走、伸展、揉搓肢体可减轻症状；这些症状会影响患者的情绪、日常生活以及睡眠；同时患者没有患有静脉曲张、关节炎等疾病，方可初步诊断不宁腿综合征。

不宁腿综合征的症状以小腿为著，也可以累及大腿及身体其他部位，如手臂、头部、胸部、腹部、会阴部等。约 20% 的患者有肢体疼痛的感觉，其他常见的异常感觉包括肢体酸困感、憋胀感、爬行感、瘙痒感、蚀骨感、电击感、灼烧感等。通常肢体不适为双侧，也有部分患者集中在一侧肢体。严重的不宁腿综合征患者在白天也会有类似症状出现。

ⓠ 不宁腿综合征会影响健康吗？

不宁腿综合征是较为常见的疾病，在欧美国家的患病率为 5% ～ 10%，女性患病率是男性的 1.5 ～ 2.5 倍。患者肢体不愉快的感觉会影响睡眠，导致入睡困难、睡眠维持障碍、患者睡眠中清醒再次入睡时间延长。69% 的患者主诉入睡时间超过 30 分钟，60% 的患者夜间醒 2 ～ 3 次。这会导致患者日间疲劳、困倦，长期睡眠问题甚至会对认知功能造成一定的影响，导致记忆力下降、注意力改变，情绪方面会忧虑、苦恼甚至抑郁、焦虑，严重影响日常生活、社会活动。

Q: 不宁腿综合征需要做什么检查？

在临床上，不宁腿综合征需要医生进行诊断性评估，详细了解患者的病史及用药情况，填写不宁腿综合征症状严重程度评估表；抽血项目包括血常规、血清铁蛋白、总铁结合度、转铁蛋白饱和度等贫血相关检查，肌酐、尿素等肾功能检查，以及血糖、糖化血红蛋白等糖尿病相关检查。为了评估患者睡眠紊乱情况，可以进行多导睡眠监测，为了评估患者清醒时肢体运动及感觉症状，可以完善制动试验。此外，下肢神经电生理以及血管超声检查可以排除脊髓、周围神经病变、下肢血管病变引起的继发性不宁腿综合征。

Q: 不宁腿综合征需要治疗吗？

根据不宁腿综合征患者的评估结果，治疗前需要排除加重症状的潜在因素，消除继发性因素的影响，避免使用诱发不宁腿综合征的药物，如抗抑郁药、抗组胺药物。

轻度患者非药物治疗可能有效，可通过避免酒精、咖啡、尼古丁、茶的摄入，睡前洗热水澡、泡脚、腿部按摩、穴位针灸等缓解症状；保持良好的睡眠习惯，保证足够的睡眠时间，作息规律都有助于达到治疗目的；适当的体育锻炼也可以缓解部分症状。

　　严重的不宁腿综合征患者需要药物治疗，不同患者病因不同、疾病严重程度不同，所用药物有所不同，需要在专科医生的指导下进行治疗。

Q: 不宁腿综合征怎么治?

　　不宁腿综合征的治疗方法一般取决于不宁腿综合征的原因。不宁腿综合征可分为原发性和继发性。继发性因素包括缺铁性贫血、肾脏疾病等，通过相关治疗控制原发疾病后可改善不宁腿综合征。另外，女性妊娠也可能引发不宁腿综合征。

　　虽然现在的治疗方法不能治愈不宁腿综合征，但是可以有效缓解不宁腿综合征的症状。目前，已有多个药物取得了不错的治疗效果，如多巴胺能疗法被认为是不宁腿综合征成人患者的一线治疗方法，既能改善睡眠障碍，又能缓解白天症状。近几年，多巴胺受体激动剂的治疗效果在临床试验中得到进一步证实，可不同程度地改善症状严重程度和睡眠质量。替代疗法包括阿片类药物和铁剂。

　　不宁腿综合征的非药物治疗与药物治疗一样重要，在患者不愿或不能使用药物时，如妊娠期和症状较轻者，非药物治疗可以作为主要的治疗方法，可以帮助患者改善部分或完全的症状。非药物治疗包括行为和生活方式改变、神经调控治疗及仪器装置的使用等。

　　总之，每个人病因不同、疾病严重程度不同，所以治疗方案也不同。患者均需要到医院就诊，根据自己具体的情况及医师医嘱进行治疗。

Q: 不宁腿综合征和高血压有关系吗?

研究证实,不宁腿综合征和高血压之间存在密切联系,也就是说高血压也有可能是不宁腿综合征引起的。交感神经过度活跃一直是高血压和心血管疾病高风险因素,而不宁腿综合征患者的交感神经活动往往较高,也许是不宁腿综合征导致高血压和心血管疾病的原因。夜间腿部频繁运动与脉搏和血压增加相关,且均有交感神经活动性增高。美国的一项研究显示,该综合征与心肌梗死的发生率相关;另一项大型前瞻性研究也显示,不宁腿综合征明显增加了心血管疾病死亡率的风险。不宁腿综合征和心血管疾病共同的几个机制可解释该现象,如交感神经活动增加、氧化应激、代谢因素和炎症。但心血管疾病或其危险因素是否可预测随后的不宁腿综合征尚存在争议。一项基于人群的大型研究显示,心血管疾病是不宁腿综合征的危险因素。无论如何,两者之间的关联可以进一步支持对不宁腿综合征患者需要监测心血管疾病的发生风险。

Q: 孕妇睡觉的时候腿部抽动是缺钙吗?

孕妇睡眠的时候腿部抽动不一定是缺钙,可能是不宁腿综合征。为避免误诊,需要到医院就诊,根据自己具体的情况及医师医嘱进行治疗。

孕妇由于怀孕期间激素水平、代谢水平发生改变,易发生贫血、钙流失等,是不宁腿综合征的高危人群,妊娠晚期患者的比例高于妊娠早期,年龄较大的妊娠妇女更容易患不宁腿综合征。孕妇得这个病,会显著降低睡眠质量,进而影响胎儿健康。而且患高血压、子痫前期的发病率也更高。不仅如此，有不宁腿综合征的孕妇，产前和产后抑郁的风险也增加。

孕妇如有腿部不适，建议及早就诊，早诊断，早治疗，避免误诊漏诊。

Q: 不宁腿综合征会遗传吗?

原发性不宁腿综合征发病机制目前尚不明确，遗传因素及环境因素可能均与该病有关。一半多患者往往伴有家族史，不宁腿综合征有遗传倾向。其遗传方式多样，多呈常染色体显性遗传。通过基因分析，也确立了多个主要的与不宁腿综合征相关联的基因，遗传因素在不宁腿综合征发病机制中的作用越来越受到重视。继发性因素包括缺铁性贫血、肾脏疾病、怀孕等，通过相关治疗控制原发疾病后可改善不宁腿综合征。

Q: 不宁腿综合征患者在日常生活中需要注意什么?

不宁腿综合征的非药物治疗与药物治疗一样重要，在不想或不能吃药的时候，如妊娠期、伴随轻度症状等，非药物治疗也可以作为主要的治疗方法。一些非药物干预措施在减轻不宁腿综合征症状的严重程度或提高睡眠质量方面被证明有效。且非药物治疗与药物治疗相比，具有不良反应小或无不良反应、不增加风险、费用低等优点。非药物治疗包括行为和生活方式改变、神经调控治疗及仪器装置的使用等。

行为和生活方式改变：咖啡、吸烟、喝酒是导致或加重不宁腿综合征的因素，在日常生活中应尽量避免。此外研究表明，每周进行 3 次有氧运动和下肢阻力训练可以显著降低不宁腿综合征症状的严重程度。

仪器装置：一些仪器可直接作用于出现不愉快感觉的部位，通过给予这些部位局部振动、压力、光照等刺激缓解症状。但是需要专业医师推荐有效设备。

▶▶▶ 第二章

睡不好

第一节

"夜猫子"和倒班工作障碍

Q: 为什么晚上睡不着、早上起不来?

大多数人的睡眠不足是由不良睡眠习惯导致的,而也有一部分人正经受着"晚上睡不着,早晨起不来"的折磨。这就是传说中"睡错了时区"的病——睡眠时相延迟综合征,又称为睡眠时间延迟障碍。

睡眠时相延迟综合征可以理解为明显的"夜猫子"昼夜偏好。患者通常不能在社会普遍接受的时间入睡和醒来,也就是我们通常所说的"晚不睡,早不起",他们的入睡时间通常晚了至少 2 小时。然而迫于社会压力,他们必须比自己渴望醒来的时间起得更早,白天经常出现困倦。这是由于患者身体内部昼夜节律无法与环境的光 / 暗周期同步所致。但是如果允许他们按照自己的生物钟选择作息时间,通常睡眠质量与时间相当正常,并且起床后感觉精力恢复,白天困倦也会随之消失。

睡眠时相延迟障碍是睡眠门诊最常见的昼夜节律睡眠障碍,多在青少年和年轻人中出现,患病率为 3.3% ~ 4.6%。这主要与青春期相关的生理性昼夜节律延迟有关,还可能与患者自身对光的生理节奏敏感性发生了改变有关。另外,社会和行为因素也在睡眠时相延迟障碍的发病中发挥一定作用。

Q: "早睡早起身体好"有科学依据吗?

"早睡早起"就一定对身体好吗? 如果"早睡"意味着充足睡眠的保证,那么它固然是好的。然而,过度的"早睡早起"也是一种病! 医学上,它被称作睡眠时相前移综合征(advanced sleep-wake phase syndrome,ASPS)。这种病与衰老密切相关,常常见到许多老年人抱怨早醒,这就是不典型的 ASPS(也可能是老年抑郁症的表现)。

对于 ASPS 的患者,傍晚即使参加感兴趣的活动也很难不睡着,而早晨又醒得过早,由此对患者产生困扰。通常,患者的睡眠起始时间会在下午 6 ~ 9 点,而清醒时间是凌晨 2 ~ 5 点。治疗上,最常用的方法是在傍晚给予明光照射,并避免清晨的光照。清晨服用褪黑素也是一种治疗方法,但对于早晨会从事高风险工作(如司机、高空工作者)的患者来说需谨慎服用。

Q: 倒夜班之后补觉了还是白天犯困、晚上睡不好

人体内有一套控制我们身体功能随昼夜更替而周期性变化的机制,这套机制被称为昼夜节律,也就是我们平常所说的生物钟。倒班工作干扰了自然光周期对人体的调节作用,使人体内在的昼夜节律与环境光 / 暗周期不同。当个体不能迅速适应倒班引起的环境变化时就容易发生睡眠障碍,这种睡眠障碍被称为倒班相关睡眠障碍(shift work disorder),也叫倒班工作障碍。

这类患者结束夜班后补觉,白天补觉所处环境条件与常规夜

晚时不同，睡眠较浅，容易受干扰，精力得不到恢复。此外，由于睡眠障碍，昼夜节律紊乱，患者总体的警觉性和清晰度下降，精神不振，社交及职业执行能力也下降。但因为对睡眠觉醒昼夜节律变化适应不同以及昼夜节律自我平衡能力的不同，个体对夜班的耐受性差异也较大。

Q: 倒班导致的睡眠障碍能不能预防？

倒班相关睡眠障碍的发生与个人的睡眠模式有关，喜爱早睡早起或睡眠需求超过 8 小时者容易发生这个情况，而乐于夜间工作，平时晚睡晚起者则不易出现。此外，许多研究表明，早晨的光照与倒班引起的昼夜时相变化的适应性呈负相关。早晨的自然日光或强光暴露，可以抑制机体昼夜节律重新设置的能力和适应性。

因此，如果不可避免地需要值夜班、倒班工作，有以下几点建议。

（1）应该合理安排倒班时间，调整自己的睡眠模式，推荐采用顺时针方向的倒班制度，即依次从白班到傍晚班再到夜班的工作安排，有助于提高对昼夜节律的适应。

（2）应该在晚班工作之前或晚班工作时有计划地小睡，这样可以改善夜班工作者的警觉性和反应性，减少夜班工作的失误和差错，但不影响夜班工作后的日间睡眠。

（3）夜班工作者在早上下班回家的路上使用深色避光镜，可以改善对于昼夜节律变化的适应性，倒班工作后应尽量营造安静、避光、不被打扰的睡眠环境条件，保证倒班后优质的睡眠补偿。

Q: 倒班导致睡眠障碍需要做什么检查?

当倒班工作引起了睡眠障碍，给个体的生活和工作带来困扰，到医院就诊时，详细的睡眠状况及工作时间的信息的采集必不可少。临床上倒班相关睡眠障碍诊断评估方法主要为睡眠日记或体动监测。睡眠日记或体动记录仪可显示与倒班工作一致的睡眠觉醒紊乱。睡眠日记可有效评估睡眠的时间安排及质量。采用体动记录仪监测体动的方法，可有效评估倒班者的睡眠觉醒模式，有助于倒班工作睡眠觉醒障碍的诊断和治疗评估。目前倒班相关睡眠障碍诊断标准如下。

（1）主诉失眠和 / 或睡眠增多伴总睡眠时间减少，与反复在通常的睡眠时间工作有关。

（2）与倒班相关的症状至少持续 ≥ 3 个月。

（3）≥ 14 天的睡眠日记和体动监测显示相关的睡眠觉醒紊乱。

（4）排除其他类型睡眠障碍、内科和神经精神疾病、药物或物质影响。

Q: 倒班导致睡眠障碍需要治疗吗?

倒班相关睡眠障碍的临床特征是工作时瞌睡，工作后失眠，睡眠补偿不足以及自身神经功能紊乱，常影响患者的家庭和谐、社会职能、个人身心健康，并存在安全隐患，需要到医院就诊，寻求专业治疗。倒班相关睡眠障碍的治疗目标是在保证良好睡眠卫生的情况下，调整与倒班工作相适应的昼夜节律，提高工作时的警觉性、执行力及安全性，改善睡眠和整体的生命质量。其主要治疗方法是延迟昼夜节律，目前美国睡眠研究会《昼夜节律性睡眠障碍临床评估和治疗的实践指南》推荐证据级别最高的治疗方法是有计划地调整睡眠觉醒时间；然后是定时光暴露、褪黑激素治疗，以及帮助睡眠的镇静催眠药和促进觉醒的精神振奋剂。

Q: 是不是所有倒夜班的人都会有睡眠障碍？

倒班相关睡眠障碍又称倒班工作障碍，是指个体工作时间与社会常规的工作时间不一致而导致的失眠及过多思睡。临床基本特征是经常在应该睡眠的时间工作（即工作时间在上午 8 点至下午 6 点之外），尤其是夜间工作，结果导致工作时瞌睡、工作后失眠、睡眠补偿不足及自主神经功能紊乱。患者非常规的工作时间，常影响家庭和谐、社会职能、个人身心健康，并存在安全隐患。

多数倒班者并不出现倒班相关睡眠障碍，估计在夜班或轮班工作者中该病的患病率为 2% ～ 5%，也有高达 10% ～ 38% 的报道。在工业化国家，倒班工作人群中倒班相关睡眠障碍患病率可高达 20%。临床研究表明，对倒班工作的适应能力随年龄增高而降低，在中老年人中，倒班相关睡眠障碍的患病率增加。有研究表明，女性更易因倒班发生睡眠障碍。此外，倒班相关睡眠障碍的发生也与个人的睡眠模式相关，平时晚睡晚起者不易出现。年轻人倾向于晚睡晚起，对夜班耐受性良好，较少发生睡眠障碍；年长者倾向于早睡早起，耐受性较差，睡眠问题比普通人群多，易出现睡眠障碍。

第二节

时区改变综合征

Q: 时区改变综合征是怎么回事?

许多进行跨时区旅行的人一定都经历过"倒时差"的痛苦,这种由于时差造成的睡眠障碍在医学上甚至还有一个专有的名字——时区改变综合征(或称昼夜节律性睡眠障碍时差型)。而所谓时差,即人们体内的昼夜节律(内源性生物钟)无法快速转换,所以与外部时间出现了短暂的不同步,至少跨越 2 个时区后就会产生时差,而这种不同步就造成了睡眠、警觉和行为问题。

全世界每时每刻约有 50 万人在空中旅行,大概有 2/3 的人都会因为时差出现各类不适,常见的如失眠、白天嗜睡,甚至有的人会出现便秘、食欲缺乏、月经失调、血糖代谢异常等躯体症状。一般来说,向东旅行会出现入睡困难,而向西旅行则会出现睡眠维持困难、早醒。症状的严重程度也是因人而异的,与年龄、跨越时区的数目、向东或向西旅行(向西更容易耐受)、旅行时睡得好不好等因素都有关系。

Q: 出国旅游倒时差需要注意什么?

人类的昼夜节律周期平均约为 24.2 小时,比自然界的 1 天要多上 10 多分钟，所以对于人们来说向西旅行比向东旅行更容易"倒时差"。要应对时差障碍，就需要人们调整自身内在的生物钟，其总体原则是，向东旅行需将睡眠整体向前移，向西旅行则将睡眠整体向后移。例如，可以依靠提前调整睡眠时间、接受合适的光照、服用褪黑素或安眠药等方法来进行调整，而具体方法则根据向西或向东飞行的不同而异，可以参考表 2–1 的推荐。

表 2-1　不同方向飞行的倒时差方法

	东向旅行	西向旅行
	应将时相向前调整	应将时相向后调整
旅行前	提前 1~2 小时入睡	延后 1~2 小时入睡
旅行中	★尽量睡觉，且睡眠时间尽可能对应目的地的夜间 ★足量饮水，避免饮酒	
到达后	★预期会出现入睡困难、晚醒 ★早晨尽量接受光照 ★如果跨越 8 个时区以上，前 2~3 天避免日出后 2~3 小时明光照射，第 3 天起早晨尽量接受光照 ★以当地时间每晚睡前服用褪黑素或安眠药	★预期会出现睡眠维持困难、早醒 ★傍晚尽量接受光照 ★如果跨越 8 个时区以上，前 2~3 天避免傍晚光照，第 3 天起傍晚尽量接受光照 ★后半夜服用褪黑素 ★入睡前服用安眠药

Q: 时区改变综合征需要吃药吗？

时区改变综合征作为一种睡眠障碍，必要时可以使用药物治疗。对于一般人，优先建议尝试提前调整睡眠时间、接受合适的光照，如果做到这些比较困难，或者效果欠佳，可以加用褪黑素或安眠药。褪黑素的功能与服用的时间有关，在原理上与最低核心体温密切相关。一般人最低核心体温出现在夜间睡眠自然睡醒前约 2 小时（大多数人为 4 ～ 5 点），在这个时间点前服用褪黑素可以使睡眠时相前移，而在此之后服用则使睡眠时相后移。因此，向东旅行时需要在睡前服用褪黑素，而向西旅行时需要在后半夜服用褪黑素。

安眠药均在睡前服用，但对于一些打鼾严重、有睡眠呼吸暂停，甚至已经确诊睡眠呼吸暂停低通气综合征（通常简称为睡眠呼吸暂停综合征）的人来说，不建议使用安眠药。对于严重肝肾功能不全、肌无力等疾病患者，安眠药也是禁忌。

Q: 智能手表或者腕带能诊断睡眠障碍吗？

智能手表或腕带不能诊断睡眠障碍。目前市面上很多智能手表或腕带都具备心率、血氧、体位等监测功能，甚至可以生成睡眠时长、睡眠分期的报告，但实际上其中绝大多数设备的准确性还没有得到科学的验证，并不能进行睡眠障碍的筛查甚至诊断。

睡眠障碍分为以阻塞性睡眠呼吸暂停低通气综合征为代表的睡眠呼吸障碍，以及昼夜节律睡眠障碍、异态睡眠、中枢性过度睡眠等各类疾病。目前大多数智能设备主要针对的是阻塞性睡眠呼吸暂停低通气综合征的筛查，即发现是否有打鼾、睡眠呼吸暂停、血氧饱和度下降等健康问题。但碍于设备耗电、采样精度等实际问题，绝大多数设备难以做到以秒为单位精确地记录血氧、心率等参数，对于一晚上只采样数次至数十次的智能设备，其结果基本很难具备参考意义。

而对于其他类型的睡眠障碍，其诊断需要结合脑电图、肌电图等多种监测数据，这样的技术是目前智能手表或腕带所做不到的。当然，随着可穿戴设备技术的发展，目前也出现了一些精确度较高的智能监测设备，如腕表式血氧仪、无线单导联心电记录仪，对于阻塞性睡眠呼吸暂停低通气综合征等疾病的发现和筛查有一定价值。

第三节

周期性肢体运动障碍

Q: 夜里睡觉腿总是一抽一抽的，是什么病?

夜间睡眠状态下不自主弯曲、伸直腿的现象多见于周期性肢体运动障碍（periodic limb movement disorder，PLMD）。PLMD在老年人群中发病率高达 20% ~ 60%，特征是在睡眠过程中出现周期性反复发作性高度刻板的肢体运动（主要发生于非快速眼动期睡眠期间），常见的是小腿胫前肌发生收缩，大脚趾有节律地伸展，偶尔出现膝关节和髋关节的弯曲。这些动作每 20 ~ 40 秒可出现 1 次，每次持续 0.5 ~ 5 秒，至少连续动 3 次。患者多合并夜间睡眠不良或日间过度嗜睡，且对这些动作和之后短暂的觉醒没有记忆，也没有肢体的感觉障碍。

PLMD 可分为原发性或继发性。继发性 PLMD 可出现于不宁腿综合征、阻塞性睡眠呼吸暂停低通气综合征、快速眼动期睡眠行为障碍、发作性睡病、充血性心力衰竭、原发性高血压、终末期肾病、脊髓损伤、脊髓空洞症、酒精依赖、帕金森病等。

Q: 周期性肢体运动障碍会影响睡眠吗?

周期性肢体运动障碍（PLMD）可以是无症状性的，或者可以导致疲劳、夜间睡眠片段化、睡眠维持困难性失眠，进而引起日间睡眠过度。周期性肢体运动和觉醒存在密切关系，周期性肢体运动（periodic limb movement，PLM）相关性觉醒可发生在PLM 前、重叠于 PLM 事件或发生在 PLM 事件后。无论有没有皮质觉醒，都可能发生 PLM 相关的自主神经兴奋性变化，包括心率加快、血压升高、脉搏传导时间变化等。部分周期性肢体运动障碍的患者出现睡眠障碍，临床表现如失眠、夜间多醒、白天睡眠过多等。PLM 如继发于不宁腿综合征、阻塞性睡眠呼吸暂停综合征等，则会相应出现下肢不适感、打鼾、呼吸暂停等问题，从而影响睡眠连续性及睡眠效率。

Q: 周期性肢体运动障碍需要做哪些检查才能确诊?

如患者主诉失眠、白天嗜睡，家人目击睡眠存在运动现象，临床可疑 PLM，需进一步完善多导睡眠监测。

多导睡眠监测肢体运动需符合睡眠周期性肢体运动（PLM）标准：①维持时间 0.5 ～ 10 秒；②振幅较基线增高 > 8 μv；③序列运动事件 ≥ 4 次；④相邻肢体运动的起始点间隔 > 5 秒并 < 90 秒。成人睡眠周期性肢体运动指数 > 15 次 / 小时可诊断为 PLMD，儿童睡眠周期性肢体运动指数 > 5 次 / 小时可诊断为 PLMD。

另外，PLM 现象和临床睡眠紊乱需进一步排除其他睡眠障碍（不宁腿综合征、睡眠呼吸暂停综合征、发作性睡病等），内科、神经系统疾病，以及精神疾病。

Q: 周期性肢体运动障碍会造成哪些危害?

周期性肢体运动障碍（PLMD）会引起疲劳、夜间睡眠片段化、睡眠维持困难性失眠，进而引起日间睡眠过度等睡眠困扰，患者的肢体运动也可能会干扰床伴睡眠。研究表明，PLMD 与心血管疾病和死亡风险增加有关，由于交感神经和副交感神经系统之间的不平衡，患者的血压反应存在异常。由于交感神经活动增加，不宁腿综合征和 PLMD 患者患高血压、脑卒中和心脏病的风险更高。腿部运动期间发生的血压波动被认为可能是始动因素。药物干预后可显著改善患者的肢体运动、提高睡眠质量，并且平衡夜间交感 / 副交感神经活性，从而稳定夜间血压。

Q: 周期性肢体运动障碍需要治疗吗?

继发性 PLMD 如果解决了继发因素，PLM 现象会消失。原发性 PLMD 无法治愈，但治疗可以显著缓解症状并帮助改善睡眠。周期性肢体运动障碍的治疗包括生活方式改变和药物治疗。

轻至中度 PLMD 病例可以通过改善生活方式改善睡眠，如饮食多摄入铁元素，减少咖啡因、酒精摄入；坚持规律睡眠作息；深呼吸练习、瑜伽等压力管理也有效。

严重 PLMD 需要药物干预，睡眠医师可能会开具苯二氮䓬类药物、褪黑素、多巴胺类药物、加巴喷丁和 GABA 激动剂等。苯二氮䓬类药物中，氯硝西泮已被证明可以减少 PLM 指数，广泛应用于 PLMD 患者中。经积极治疗，周期性肢体运动障碍的症状可以得到良好控制。

第四节

快速眼动睡眠行为障碍

Q: 夜里做梦大喊大叫还动手打人，是怎么回事?

"医生，我老伴睡觉时经常大喊大叫，拳打脚踢，我时常被他打醒甚至踢下床。"在临床工作中，总能接诊到这样的患者。这种睡眠行为异常在医学上属于一种睡眠障碍，称为快速眼动睡眠行为障碍（rapid eye movement sleep behavior disorder，RBD）。

通常我们夜间的睡眠在非快速眼动睡眠（non-rapid eye movement，NREM）和快速眼动（rapid eye movement，REM）睡眠间交替进行。在 REM 期，人们会产生清晰的梦境，正常人由于骨骼肌张力受到广泛抑制，人们的身体仍然可以保持静止。而 RBD 患者则由于 REM 期肌张力未消失，患者会将梦里的行为通过肢体运动表达出来。如梦到打架时可能真的会在床上拳打脚踢、大喊大叫。

此病多见于 50 岁以上的中老年人群，男性患者多于女性。RBD 患者的症状通常出现在后半夜，因为后半夜 REM 睡眠较多。其主要表现为睡眠中突发的异常运动行为，如在床上挥动手臂、踢腿、喊叫、坐起等。激发患者行为的梦境通常是恐怖暴力的噩梦，患者会对梦境进行动作演绎，可能导致自伤，动作粗暴时甚至还可能伤及床伴。被唤醒后，患者可以迅速清醒，并能描述栩栩如生的梦境内容。该现象一般在入睡 90 分钟后开始出现，大多数发作持续不到 1 分钟，发作频率在数周一次到每晚数次不等。

Q: 快速眼动睡眠行为障碍有什么危害？

从短期来说，RBD 的伤害性行为可高达 30%～81%，这些暴力行为会对患者以及床伴造成伤害，其中以体表瘀斑、撕裂伤的发生频率最高，严重威胁患者健康及生存质量，也给自己和家人都带来巨大痛苦，甚至产生对睡眠的恐惧等严重后果。另外，该病多发于老年人，当患者或者其床伴不小心掉下床，会造成骨折等严重伤害。

从长期来说，这种疾病有可能在多年后发展成为神经系统退行性疾病，如帕金森病、路易体痴呆、多系统萎缩等。据研究报道，约 45% 的 RBD 患者在患病 5 年后转化成神经系统疾病，约 82% 的患者在患病 12 年后转化，且 RBD 是痴呆和帕金森病的常见症状之一，能较强预测这两种疾病的发生。

Q: 快速眼动睡眠行为障碍需要做什么检查？

RBD 的诊断需要梦境扮演病史，再加上专业的视频多导睡眠监测（vPSG）证实存在快速眼动睡眠期肌张力失弛缓表现（颏肌电图持续活动和/或多发短暂颏或肢体肌电图活动）才能确立，并要排查原发病因。

而且 RBD 的表现可以在其他睡眠疾病（如发作性睡病）患

者身上出现，大家熟知的阻塞性睡眠呼吸暂停（OSA）患者也可以在夜间缺氧的情况下出现类似 RBD 的表现，这需要专业的睡眠医师进行甄别。

因此，如果发现自己或床伴有睡眠期间说话、喊叫或剧烈动作的行为，应及时就诊，医生会仔细询问发作情况及其他症状来进行鉴别。必要时，疑似快速眼动睡眠行为障碍的患者需接受多导睡眠监测检查进行确定诊断，以便于医生判断是 RBD 还是其他睡眠障碍。

Q: 得了快速眼动睡眠行为障碍应该注意什么？

如果你或者家人得了 RBD，应该注意什么呢？

（1）避免在床边摆放易碎或危险性物品，如灯具、闹钟、手机、刀具等，移走卧室里材质较硬的家具，或将家具边角用软物包裹，对玻璃窗进行安全性保护。

（2）采取适当的保护措施，如降低床的高度，在床周围、地板上铺上垫子，或使床尽量靠近墙，必要时增设床挡，降低患者受伤或伤人的风险。

（3）患者尽量规律作息时间，在生活中不要有过激情绪反应，调整好自己的情绪状态，避免服用有精神兴奋作用的药物；如果暴力性行为较多，最好分床睡觉，以保护床伴安全。

（4）RBD 与帕金森病、路易体痴呆等多种难治性神经系统疾病有着密切关联，对于神经系统疾病的早期预警有重要意义，因此患者应及时就医，全面检查，尽早排除神经系统疾病。

（5）酒精可能诱发或加重病情，建议患者戒酒。

Q: 快速眼动睡眠行为障碍患者需要吃药吗？

对于有频繁的破坏性或损伤性行为的患者，除了睡眠环境的调整，还应该在专业睡眠医师的指导下进行药物治疗，目前一线推荐的治疗药物包括氯硝西泮和褪黑素。

氯硝西泮可明显减低 RBD 发作频率和严重程度，但通常不能完全清除 REM 期肌张力失弛缓现象。

褪黑素是由松果体自然分泌的激素，用于调节人类的昼夜节律。褪黑素治疗 RBD 优势明显且耐受性好，尤其在有神经变性疾病的老年患者中。褪黑素的不良反应也较氯硝西泮少。

Q: 吃药过程中需要注意哪些问题？

首先，在服用药物治疗期间应尽可能地避免其不良反应带来的伤害，如氯硝西泮常见的不良反应包括镇静、头晕、尿失禁和阳痿等，老年人使用氯硝西泮应注意采取预防跌倒的措施。此外，氯硝西泮具有加重呼吸暂停的风险，未治疗的阻塞性睡眠呼吸暂停低通气患者应避免使用氯硝西泮，老年人和伴有神经系统疾病的患者也应谨慎使用氯硝西泮。

其次，应尽可能避免任何可能加重 RBD 的药物（如三环抗抑郁药、选择性 5- 羟色胺再摄取抑制剂，亲脂性 β 受体阻滞剂），如已经服用，应尽可能安全地停用。

最后，一定要坚持遵医嘱用药，不随意减量、停药。

Q: 梦游和快速眼动睡眠行为障碍是一回事吗？

梦游不同于 RBD，梦游在医学上称为睡行症，两者的区别主要有以下几点。

第一，睡行症多发生于 NREM 期（多为 N3 期），集中于前半夜。在梦游发作的时候，患者是不做梦的，往往是从睡眠中醒来，做一些刻板而又没有目的的习惯性动作，如穿衣、开门等。而 RBD 则是发生在 REM 期，行为与梦境相关，且大多为暴力行为。

第二，睡行症的患者对于梦游时发生的事情是没有记忆的；相反 RBD 患者醒后能够清晰地记得梦境的事件。

第三，两者的易发人群也有差异。睡行症多见于儿童，且大多随年龄增长而痊愈，但 RBD 多发于老年人，起病缓慢，且常与其他神经系统疾病相关，不加以治疗会加重。临床上，通过多导睡眠监测能够很好地区分两种疾病。

▶▶▶ 第三章

睡不醒

第一节

发作性睡病

Q: 白天总是犯困、经常突然睡着，可能是什么病?

不论晚上睡了多久，白天总是觉得犯困……

小孩子走路，走着走着就站那睡着了，甚至有的小孩子一边睡觉，一边吃东西……

有人开着车，开着开着突然睡着了……

如果自己或者身边的人出现了上述情况之一，就要提高警惕了，这很有可能是一种病。

总是白天犯困的原因很可能是晚上睡眠出了问题，比如睡眠呼吸暂停（晚上打呼噜，睡不好）、发作性睡病、特发性嗜睡等疾病都会出现白天犯困的情况。这里主要介绍发作性睡病导致的白天过度思睡。

几乎所有的发作性睡病患者都存在白天过度思睡的情况。不论晚上睡眠时间长短，白天总是无法控制地犯困或睡眠发作。患者在单调、无刺激的环境中更容易入睡，如在上课、做作业、看电视 / 手机、坐车、阅读等时候，突然间睡着，持续时间可短至数秒，也可长达数小时。患者白天可多次睡眠发作（小睡），多数在经过小睡后，睡意缓解、头脑清醒，但不能维持太长时间。

所以，如果持续出现白天犯困的情况，要赶紧看医生，早发现，早诊断，早治疗！

Q: 为什么大笑的时候就站不住？

发作性睡病除了日间过度思睡外，还有一个典型的表现就是猝倒。

约 75% 的发作性睡病患者会有猝倒症状。猝倒是该病的特征性表现，患者在受到强烈情感刺激时，肌张力会突然部分或完全丧失。猝倒通常由大笑、高兴等积极的情绪诱发，负面情绪如愤怒、悲伤等也可诱发，少数患者进食、运动也可诱发猝倒发作。

猝倒发作可表现为局部肌肉无力（猝倒面容），如眼睑下垂、吐舌、不能言语、面部肌肉松弛，也可影响到颈肩部、上肢和下肢，引起头下垂、肩下垂、上肢下垂、膝盖弯曲、身体前倾，甚至累及全身，出现瘫倒在地等症状表现。猝倒发作时，患者意识清醒，时间通常短暂（＜2 分钟），发作后自行恢复。猝倒发作频率从数月 1 次到每天数次不等。

由于猝倒发作时的症状复杂多样，临床上容易误诊。如果观察到孩子看电视控制不住地"点头"、吐舌、眼睑下垂，应及时就诊！

Q: 发作性睡病还有哪些表现？

发作性睡病是以日间过度思睡、猝倒、入睡前幻觉、睡眠瘫痪及夜间睡眠紊乱为主要特征的睡眠疾病。其中日间过度思睡是最常见的症状，猝倒是最特异性的症状。简单来说，就是"白天睡不醒、晚上睡不好、白天突然发作的睡眠"。

入睡前幻觉：在发作性睡病患者中发生率为 33% ～ 80%。入睡前幻觉是发生于觉醒 – 睡眠转换期的一种梦境样体验，一般发生在入睡前，也有少数患者发生在睡眠向觉醒转换期。这种幻觉多伴有恐怖或不愉快的体验，通常为视觉或体感幻觉（如"灵魂出窍"感），也可表现为听觉、平衡觉或多种感觉复合形式的幻觉（幻听、幻视、幻触等）。

睡眠瘫痪：发生在刚入睡或从睡眠向觉醒转换的过程中，可能是发作时患者直接进入 REM 睡眠所致，通常发生率为 25% ～ 50%。发作时患者虽然意识清醒，但无法自主活动或讲话（俗称"鬼压床"），常伴呼吸困难和各种形式的幻觉，多为恐怖性体验，一般持续数十秒到数分钟，在外界刺激（身体受到触碰）下可立即恢复正常。

夜间睡眠紊乱：包括夜间睡眠不安，表现为反复夜间睡眠中断、觉醒次数增多和时间延长，以上可导致睡眠片段化，发生率为 30% ～ 95%。通常患者入睡无困难，但夜间易醒、多梦，早晨起床时较困难。

Q: 为什么会得发作性睡病？

发作性睡病是一种终身性睡眠障碍疾病，病因目前尚不明确，普遍认为与遗传、自身免疫、感染等因素有关。

（1）遗传机制：人类白细胞抗原（HLA）等位基因与 I 型发作性睡病高度相关，*DQB1*06: 02*、*DQB1*03: 01* 与 I 型发作性睡病密切相关。多数发作性睡病患者的 *HLA* 基因检测结果显示，*HLA DQB1*06: 02* 呈阳性。

（2）自身免疫机制：外侧下丘脑分泌素（Hcrt）抗原和抗 Hcrt 自身抗体均位于 Hcrt 神经元上，导致其在发作性睡病患者血和脑脊液中缺乏可检测的抗体。

（3）感染：感染细菌或病毒后，以及疫苗接种后，诱导产生 T 细胞相关性自身免疫反应进而可能诱发发作性睡病症状，常见的细菌、病毒如化脓性链球菌、甲型流感病毒等。

Q: 睡觉的时候"鬼压床"就是得了发作性睡病吗？

睡觉的时候出现"鬼压床"是睡眠瘫痪的症状。睡眠瘫痪是一种入睡或 REM 睡眠进入觉醒状态的肌张力缺失，通常在几分钟内恢复，正常人偶有发生，但发作性睡病患者的发作频率较高，程度更严重。25%～50% 的发作性睡病患者可出现该症状。但是如果仅表现为"鬼压床"这个症状，不能确定是否得了发作性睡病。发作性睡病的主要症状包括日间过度嗜睡、猝倒、睡眠瘫痪、幻觉和夜间睡眠紊乱，即发作性睡病"五联症"，10%～25% 的发作性睡病患者具备上述所有症状。临床表现及实验室检查（神经电生理检查、脑脊液 Hcrt-1 检测及基因检测等）是确诊发作性睡病必不可少的依据。

Q: 发作性睡病有哪些类型？

《睡眠障碍国际分类（第 3 版）》（ICSD-3）将发作性睡病分为：Ⅰ型发作性睡病，既往称为伴有猝倒的发作性睡病，以脑脊液中下丘脑分泌素（Hcrt）水平显著下降为重要特征；Ⅱ型发作性睡病，既往称为不伴有猝倒的发作性睡病，通常脑脊液中下丘脑分泌素水平无显著下降。那什么是猝倒呢？60% ～ 70% 的发作性睡病患者可突然出现肌张力的部分或完全丧失，通常由强烈情感刺激所诱发，如大笑、激动、恐惧、惊吓、愤怒等。发作通常持续数秒或数十秒，发作时意识清楚，无记忆障碍，可完全恢复。部分猝倒发作可局限于个别肌群，表现为猝倒面容（双侧眼睑下垂、言语含糊、下颌脱垂、扮鬼脸、吐舌等）、垂颈或上肢无力等。全面猝倒发作可表现为双侧骨骼肌失张力发作，迅速出现姿势坍塌甚至瘫倒在地上。发作次数因人而异，从每天数次到数月一次不等。

Q: 如何诊断发作性睡病？

依据《睡眠障碍国际分类（第 3 版）》（ICSD–3），发作性睡病分为 2 型（图 3–1）：Ⅰ型发作性睡病，即下丘脑分泌素缺乏综合征，既往称为伴猝倒的发作性睡病；Ⅱ型发作性睡病，既往称为不伴猝倒的发作性睡病。

1. Ⅰ型发作性睡病的诊断标准：Ⅰ型发作性睡病必须同时满足以下 2 条标准才能诊断。

（1）每日出现日间难以克制的困倦欲睡或非预期的日间入睡，症状持续至少 3 个月。

（2）满足以下 1 项或 2 项条件：①有猝倒发作（符合定义的基本特征），同时，经过标准的多次睡眠潜伏期试验（multiple sleep latency test，MSLT）检查平均睡眠潜伏期 ≤ 8 分钟，且出现 ≥ 2 次睡眠始发 REM 睡眠现象，即睡眠起始快速眼球运动睡眠（SOREMP，睡眠起始 15 分钟内出现的 REM 期）。MSLT 检查前进行夜间多导睡眠监测（nPSG），出现 SOREMP 可以替代 1 次日间 MSLT 中的 SOREMP。②放射免疫法检测脑脊液中下丘脑分泌素 –1（Hcrt–1）水平 ≤ 110 pg/mL 或小于以同一标准检验正常者平均值的 1/3。

2. Ⅱ型发作性睡病的诊断标准：Ⅱ型发作性睡病必须同时满足以下 5 条标准才能诊断。

（1）每日出现日间难以克制的困倦欲睡或非预期的日间入睡，症状持续至少 3 个月。

（2）标准 MSLT 检查平均睡眠潜伏期 ≤ 8 分钟，且出现 ≥ 2 次 SOREMP。MSLT 检查前进行 nPSG（保证 6 小时以上睡眠），出现 SOREMP 可以替代 1 次日间 MSLT 中的 SOREMP。

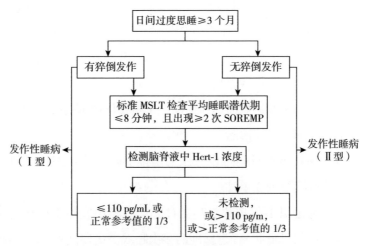

图 3-1 发作性睡病诊断流程（Ⅰ，Ⅱ型）

注：MSLT，多次睡眠潜伏期试验；SOREMP，睡眠起始快速眼球运动睡眠；Hcrt-1，下丘脑分泌素 –1。

（3）无猝倒发作。

（4）放射免疫反应法检测脑脊液中 Hcrt-1 水平 > 110 pg/mL 或大于以同一标准检验正常者平均值的 1/3。

（5）思睡症状和 / 或 MSLT 结果无法用其他原因，如睡眠不足、阻塞性睡眠呼吸暂停、睡眠时相延迟障碍、药物的使用或撤药所解释。

Q: 发作性睡病的严重后果是什么？

发作性睡病常在儿童时期发病，病程贯穿求学和个性发展关键时期，临床症状严重影响患者的学习、生活和社会功能，可导致患者无法接受正常教育、就业困难，并易发生意外事故等，患者应尽量避免从事高危性和高警觉性的工作。

发作性睡病的嗜睡往往很严重，不可抗拒，患者在学习、工作时常常随时随地都能入睡，导致学习成绩和工作能力下降。假如患者在开车及从事具有危险性工作时突然睡着，或者在下楼时突然猝倒发作，这些都会导致意外事故的发生率增加。

经常不分场合地睡觉，常常引来老师或领导的批评、家人或朋友的不理解，还会导致患者脾气性格大变，甚至出现焦虑、抑郁等精神心理障碍。

发作性睡病的幻觉出现后往往使患者被误以为患有精神分裂症等疾病，从而进行错误的治疗。

此外，发作性睡病也会增加肥胖、高血压和心血管疾病等的发生概率。

Q: 发作性睡病会遗传吗？

发作性睡病目前病因不是很明确，仅发现此病跟基因、环境因素及某些中枢神经疾病相关。在基因方面发现一般主要与下丘脑分泌素的异常分泌和 HLA 等位基因高度相关，尤其是 I 型发作性睡病，即伴有猝倒的发作性睡病；同样一些 II 型发作性睡病患者，即使不伴有猝倒的患者也携带 $HLA-DQB1*06: 02$ 基因，此基因可使患病风险增加 200 倍。在患者的直系亲属中可能会存在同样的基因缺陷，研究表明，患者的一级亲属的患病风险是 1%～2%，较正常人群高 10～40 倍，也就是我们所说的遗传。故发作性睡病与遗传因素有关，但仍有其他因素在发作性睡病的发病中起到重要作用。

Q: 发作性睡病能否预防？

发作性睡病是一种无法治愈的睡眠疾病，可通过药物治疗来控制症状，但目前并没有很好的方法来预防发作性睡病的发生。

Q: 发作性睡病需要做哪些检查？

（1）量表评估：通过睡眠相关量表和神经精神量表等可评估发作性睡病的核心症状及严重程度，可用于筛查、诊断和疗效评估。

（2）神经电生理检查：夜间多导睡眠监测可持续同步采集、记录和分析多项睡眠生理参数和病理事件；日间多次睡眠潜伏期试验（MSLT）通常在多导睡眠监测次日白天进行。

（3）脑脊液下丘脑分泌素 –1（Hcrt–1）检测：脑脊液 Hcrt–1

含量是诊断 I 型发作性睡病的确诊指标。当脑脊液 Hcrt-1 浓度 ≤ 110 pg/mL 或小于正常者平均值的 1/3 时，可诊断为 I 型发作性睡病。本指标的特异度和敏感度约为 90%。

（4）基因检测：HLA 等位基因与发作性睡病高度相关，尤其是 I 型发作性睡病。发作性睡病患者的 *HLA-DQB1*06: 02* 阳性率高达 98%，存在 *DQB1*06: 02* 者患病该风险增加 20 倍。

Q: 得了发作性睡病怎么治疗？

发作性睡病的治疗以药物为主，辅以非药物治疗。本病是一种慢性的睡眠障碍，需要长期治疗，定期复诊。

（1）药物治疗：发作性睡病的病因尚不明确，目前主要是对症治疗。

（2）日间规律小睡：每日安排规律午休或小睡，每次 15～20 分钟，对缓解嗜睡和提高警觉性有明显帮助。

（3）保持良好的睡眠卫生习惯：维持有利于睡眠的环境（如房间安静，光线、温度适宜等）；保持规律的睡眠 - 觉醒节律；保证充足、高质量的夜间睡眠，夜间睡眠时间至少 8 小时；加强体育运动、体重管理等。

（4）社会心理支持和认知疗法：建议在专业人士指导下进行。

Q: 得了发作性睡病为什么要吃治抑郁症的药？

抗抑郁药物不仅可以治疗抑郁症，对发作性睡病的症状也有效果。治疗发作性睡病的抗抑郁药物主要包括三大类：三环类抗抑郁药物、5- 羟色胺再摄取抑制剂（SSRI）、5- 羟色胺及去甲肾上腺素再摄取抑制剂（SNRI）。

三环类抗抑郁药物主要包括丙咪嗪、氯丙咪嗪、普罗替林，他们不仅仅可以改善猝倒症状，更对入睡前幻觉和睡眠瘫痪有效，低于治疗抑郁症的剂量即可对发作性睡病有效。

新型选择性 SSRI（包括氟西汀、帕罗西汀）、SNRI（包括文拉法辛）对猝倒发作也有效，剂量需要高于抗抑郁的剂量，不良反应也较少，但疗效弱于三环类抗抑郁药物。

Q: 得了发作性睡病吃中药调理有用吗？

目前发作性睡病的病因病机尚未明确，中医药在调整睡眠和精神状态方面具有不良反应小、能对患者体质进行整体调节的特点，故也可以作为选择之一。

发作性睡病的病因病机复杂、证型多样，经过多年探索，中医对发作性睡病的认识、治疗取得了较大的进展。按照证候要素，中医分别针对"虚""湿""痰""风""瘀"等方面进行观察并应用相应的中药汤剂治疗发作性睡病。中医治法以健脾化湿、健脾疏肝、行气活血、补中益气、清胆化瘀、温补肾阳、调和营卫、和解少阳等为基础治疗手段，分阶段、辨证论治，从体质入手，一人一方进行调理。

Q: 发作性睡病能治愈吗？

发作性睡病的治疗方法目前仍然以控制症状为主，即减少白天嗜睡、猝倒、幻觉和睡眠瘫痪。目前，发作性睡病的病因病机仍然无法明确，所以现有的治疗方法仅仅是"治标不治本"。但发作性睡病会严重影响患者的生活质量，引起患者的焦虑、抑郁情绪，患者通常还有性格改变和自卑感等心理问题，可导致一系列社会、教育、职业、婚姻、经济问题，故早发现、早诊断、早治疗是必要的。尽管发作性睡病是一个终身性疾病，但通过充分的药物治疗调整和社会心理支持系统，大多数患者都可以过上近乎正常的生活。

Q: 发作性睡病暂时不治疗，会越来越严重吗?

会。

尽管发作性睡病本身不会直接导致生命危险，但白天过度嗜睡、猝倒、入睡前幻觉和睡眠瘫痪会间接让患者受到安全威胁。在发病初期许多患者和家属不重视治疗，等到病情逐渐加重才治疗会错过治疗的最佳时期，让病情走向不可控的方向。如果在医生的指导下尽早、及时地使用药物，患者的症状将得到改善；通过充分的治疗，大部分患者也将过上近乎正常的生活。

Q: 发作性睡病患者在日常生活中需要注意什么?

（1）该病"七分养，三分治"。午休比吃药更重要，中午让患者休息可以有效缓解患者犯困、打瞌睡的情况。

（2）该病只能缓解症状，不能从病因上得到改善。所以不要轻信能根治的言论及药物。

（3）不要在学习上给予患者太大的压力，当他犯困、打瞌睡时，让他睡一会儿，并及时与孩子的老师做好沟通，给予孩子足够的理解和支持，给孩子做好正确的人生指导。

（4）体重加重、发胖是该病的一个特点，所以要控制好患者的饮食，不让其喝任何饮料，鼓励其喝白开水。

（5）由于患者有一笑就软的情况，所以患者登山、游泳的时候，要注意安全。

（6）药物使用：盐酸哌甲酯（利他林）有减轻患者犯困、打瞌睡的作用，患者可在早饭后、上课前半小时服用，若患者午休后仍出现犯困的症状，还可再适量服用。周六、周日、假期可不服用。氯米帕明有使患者晚上睡觉安稳、减缓患者腿软的作用，建议睡前半小时服用。由于氯米帕明有反弹现象，突然停药会腿软加重，所以应逐渐减量，尽量不要突然停用。如对夜间睡眠影响大，可改为早晨服药。

第二节

睡眠不足综合征

Q: 什么是睡眠不足综合征?

睡眠不足综合征又称行为导致的睡眠不足综合征、夜间睡眠不足、慢性睡眠剥夺或睡眠受限,主要特征是与平日相比,周末夜间或假期睡眠时间显著延长,延长主睡眠时段能够消除嗜睡症状。根据睡眠缺失的长期性和严重程度,该病患者可表现为易激惹、注意力减退、警觉性降低、精神涣散、无进取心、缺乏活力、焦虑不安、疲劳乏力、烦躁多动、协调性差和全身不适。睡眠不足综合征可发生于任何年龄和性别,青春期可能更常见,男性的患病率略高于女性。如果您同时出现以下情况,应考虑睡眠不足综合征。

(1)每日出现难以克制的困倦欲睡或白天陷入睡眠之中,在青春期前儿童病例中常伴随嗜睡引起的行为异常。

(2)根据本人或他人叙述的病史、睡眠日志或体动仪确定的睡眠时间通常短于相应年龄的预计值。

(3)几乎每天出现睡眠减少,并至少持续 3 个月。

(4)被闹钟或他人唤醒时睡眠时间缩短,但无唤醒时,如周末或假期,睡眠时间延长。

（5）延长总睡眠时间后嗜睡症状消失。

（6）症状不能以另一个未治疗的睡眠疾病、药物或毒品作用、其他内科或神经科或精神科疾病更好地解释。

Q: 睡眠不足综合征能否自愈？

由于卧床时间减少而不能得到需要的睡眠时间，患者长期处于睡眠剥夺状态，当持续不能获得维持正常清醒和觉醒水平所需的睡眠量时会出现睡眠不足综合征。不过这种睡眠障碍较容易治疗，患者只需要每晚睡更长的时间，症状就可以逐渐消除。

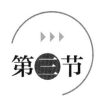

特发性嗜睡症

Q: 什么是特发性嗜睡症？

特发性嗜睡症是一种罕见的睡眠障碍，以白天过度嗜睡（白天无法保持清醒和警觉，无法抑制的睡眠需求或意外进入睡眠或困倦）为主要特征，还可能出现严重的睡眠惯性或宿醉反应（长时间难以醒来、频繁入睡、精神错乱和易怒），以及长时间的夜间睡眠、认知障碍等。该病根据夜间睡眠时间是否延长分为伴有夜间睡眠时间延长的特发性嗜睡和不伴夜间睡眠时间延长的特发性嗜睡两大类。该病发病机制未明，可能与大脑中稳定睡眠和清醒状态的区域发生改变有关。其症状通常始发于青少年期或成年早期，症状可持续至成年，平均发病年龄为 16.6 ～ 21.2 岁，女性患病率稍高于男性。

Q: 特发性嗜睡症如何诊断？

根据《睡眠障碍国际分类（第 3 版）》（ICSD-3），该病诊断标准如下。

（1）每日出现难以克制的困倦欲睡或白天过度嗜睡，并持续至少 3 个月。

（2）无猝倒。

（3）依照标准技术流程进行的多次睡眠潜伏期试验（MSLT）显示，SOREMP（睡眠起始 15 分钟内出现的 REM 期）＜ 2 次；或前夜多导睡眠图中 REM 潜伏时间 ≤ 15 分钟时，MSLT 无睡眠始发 REM 期。

（4）至少出现下列现象之一：① MSLT 显示平均睡眠潜伏时间 ≤ 8 分钟。② 24 小时多导睡眠监测（纠正慢性睡眠剥夺后进行）显示 24 小时内睡眠时间 ≥ 660 分钟（通常为 12 ～ 14 小时）；或通过腕式体动仪结合睡眠日志（平均至少超过 7 天的非限制睡眠）证实 24 小时内睡眠时间 ≥ 660 分钟。

（5）应排除睡眠不足综合征（如果需要，可以通过增加夜间卧床时间观察，看增加卧床时间后嗜睡有无改善，最好经至少一周的腕式体动仪证实）。

（6）嗜睡和 / 或 MSLT 结果不能以其他原因（如睡眠不足、阻塞性睡眠呼吸暂停、睡眠时相延迟、药物或物质的应用或撤除）更好地解释。

▶▶▶ 第四章

睡眠呼吸障碍

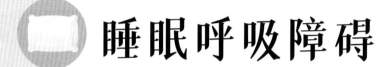

打鼾和睡眠呼吸暂停

Q: 睡眠呼吸暂停是什么样的?

1877 年，一位脑出血患者出现奇怪的呼吸现象，医生做了详细记录，他是这样描述的：一个高龄老人仰卧位熟睡后，鼾声大作，这表明他的咽喉部阻力明显增高；每当他不能克服气道阻力时，就会不时地出现鼾声消失，这时他的胸部会起起伏伏做着无效的呼吸动作；伴随着一声巨大的鼾声，他进行了一次阔别已久的、长长的呼吸，然后呼吸逐渐平稳。就这样，鼾音逐渐出现及消失，周而复始。医生还发现，气流消失不仅仅因为单纯的舌后坠堵住了呼吸道，还可能是呼吸运动的全部消失，即使呼吸运动恢复了，刚开始也不能克服咽喉部的阻力，而是由弱到强，逐渐恢复。

这位医生准确、生动地描绘了呼吸停止（后来证明是混合性睡眠呼吸暂停）发作时的情况。

Q: 什么是皮克威克综合征?

狄更斯在英国是一位家喻户晓的小说家，以敏锐的观察力著称。他不是医生，却在作品里详细而准确地刻画了一位患有睡眠呼吸暂停综合征的患者。在 1836 年出版的《匹克威克外传》中，他成功塑造了一个叫乔（Joe）的人物形象，这是一个小胖男孩，他面色紫红，全身水肿，性格怪异，一天中大部分时间都是在吃与睡，平常很难将他从睡眠中唤醒，再加上他在睡觉时发出的响亮鼾声，使他常常成为被人嘲笑的对象。

21 世纪初，医学家们就是根据这个形象命名了一种新的疾病，即皮克威克综合征（曾称匹克威克综合征），其典型临床特征为肥胖、嗜睡、右心功能不全（表现为水肿）、血液中的红细胞明显增多（表现为面色发红）。

Q: 睡眠呼吸暂停综合征是如何被发现的?

20 世纪 60 年代中期，随着传感记录技术的发展及人们对睡眠本质认识的进一步提高，欧洲研究人员整合了人们对睡眠时呼吸停止的各种认识，最终揭开了这个夜间杀手的面纱。他们发现肥胖的嗜睡人群在睡眠时会频繁发生呼吸道阻塞，严重时会反复憋醒，这会导致严重的缺氧及睡眠紊乱，研究者还发现身材正常的人也可能有呼吸暂停。

斯坦福睡眠科学与医学中心对睡眠呼吸障碍做了大量的研究，研究人员发现在睡眠中 10 秒的呼吸停止就可以造成血液里的氧气明显减少，导致机体缺氧，这也是把呼吸暂停时间节点定在 10 秒以上的原因。

其实，正常人在睡眠中偶尔也会发生呼吸暂停，但一般不会造成太大伤害。只有当呼吸暂停频繁发作，尤其是每小时呼吸暂停超过 5 次，患者因为缺氧从睡眠中反复憋醒，带来一系列的临床表现，才被医学上称之为睡眠呼吸暂停综合征，这也是目前被普遍公认的呼吸暂停诊断标准。

呼吸暂停患者多吗？大量的调查发现，该病在人群中有 1%～4% 的患病率，以美国为例，大约 2000 万人存在睡眠时呼吸暂停，并且在 30～60 岁的成年人中，1/4 的男性及 1/10 的女性有该病的临床表现。据估计，全球每天大约有 3000 人死于该症。几乎所有的患者都发生过睡眠时打鼾，其中平均 5 个打鼾的人中就有一个患有该病。

Q: 睡眠呼吸暂停综合征究竟是怎样的一类疾病？

睡眠呼吸暂停综合征（SAS）的完整名称为睡眠呼吸暂停低通气综合征（SAHS）。在睡眠中，人的呼吸并非绝对规律的，例如，在刚入睡或将醒时，呼吸偶尔会发生短暂的间歇，特别是在做梦时，呼吸常深浅不均，这些都是正常的生理改变。但睡眠呼吸暂停综合征患者不同，他们频繁发生呼吸暂停，而且会持续几十秒甚至数分钟。根据病情的不同，呼吸暂停出现的时间也不同，有的只在特定的睡眠时期或仰卧位时出现，有的则整夜持续不断。

大多数患者对发生在睡梦中的一切一无所知；有些患者虽然会被反复憋醒，但根本不知道醒来的原因，常常会诉说自己失眠。最先发现呼吸暂停的往往是患者的配偶，他们在生活中听惯了对方的呼噜声，突然没有了这种声音反而会睡不踏实，所以每当呼吸暂停出现、呼噜声中止时，配偶就会醒来，看见患者拼命挣扎，甚至憋得口唇青紫、浑身大汗，直到随着一声巨大的鼾声，患者恢复了通气，配偶才会松一口气。有的配偶则将患者推醒，以免发生不测。细心的配偶还会记录患者的呼吸停止了多少秒。这种夜夜相伴的担心，常常成为配偶极力劝患者就诊的原因。而且配偶形象生动的描绘常常为医师的诊断提供有用的线索，据研究，根据患者家属的准确描绘得出的初步诊断结果准确率达 90% 以上。

一个人夜间睡眠时，呼吸停止持续的时间超过 10 秒即被认为呼吸暂停，此时血液中的氧气减少，机体处于缺氧状态。如果这种呼吸暂停频繁发生，每小时出现 5 次以上或在 7 小时的睡眠过程中超过 30 次，并且长期得不到有效治疗，就会造成严重后果，出现一系列的病理及生理改变，可以诊断为睡眠呼吸暂停综合征。它不同于某一种单纯的疾病，是由多种原因造成的有着共同表现的临床症候群。

呼吸暂停发生后，呼吸气流中断导致患者缺氧，甚至反复从睡眠中憋醒，危害全身各个系统，其主要临床表现包括夜间睡眠时打鼾、呼吸暂停、睡眠时肢体异常动作等，患者本人对此一般浑然不觉；其配偶、孩子或朋友虽然经常遇到患者呼吸暂停的发生，忍受着鼾声的干扰，在不安与担心中度过一个又一个不眠之夜，但很难将这些与患者白天出现的嗜睡、易怒、记忆力下降等联系在一起，有的人还错误地认为打鼾是睡得好的表现。

夜间憋气是睡眠呼吸暂停综合征的典型症状，在呼吸暂停末期，患者常被憋醒，甚至猛然坐起，那种窒息感令患者感到十分恐惧，这也是患者就诊的一个常见原因。由于它与心脏功能不全的夜间阵发性呼吸困难十分相像，因而可能被误诊为心脏病而误治。

少数患者还表现为频繁甩动肢体、拍打同床人，有的患者从床上跌下，在地板上酣然入睡。肢体抽动，多为单侧下肢或上肢规律抽动，有些患者是神经科疾病所致，有些患者经有效治疗睡眠呼吸暂停综合征后消失。

该病其他表现还包括大汗、口唇及肢端青紫、夜尿增多及夜间遗尿、癫痫发作；白天乏力、记忆力减退、反应迟钝、工作和学习能力下降；清晨起床后头痛、头晕、眼球胀痛、晨起口干和咽干、性格改变等。

睡眠呼吸暂停综合征的临床表现复杂多样，症状轻重不一且缺乏特异性，极易被误诊为神经衰弱，值得注意。由于患者本人对睡眠呼吸暂停引起的缺氧及反复憋醒引起的睡眠紊乱的耐受性很强，甚至许多患者发展到夜间猝死都不会感觉到有什么不适，特别是在患者同时患有心肺疾患的情况下，这种耐受性更强。因此，如果注意到身边人出现了以上所描述的表现，尤其是高低不一的鼾声、呼吸暂停、白天嗜睡，常常提示患有睡眠呼吸暂停综合征的可能，应该积极就诊。

Q: 睡眠呼吸暂停综合征常见的就诊原因是什么？

睡眠呼吸暂停综合征患者就诊常见原因包括：①响亮而不规律的打鼾声音干扰他人的睡眠；②配偶发现患者睡眠时频繁发生呼吸停止；③患者白天嗜睡明显，严重影响工作；④少数患者因为性欲减退、阳痿、夫妻关系不和而就医。另外，一大部分患者是因为长期被误诊为神经症、心血管系统疾病，但多方求治效果不好，经他人提醒而到睡眠呼吸障碍专科门诊就诊的。医生了解患者的症状通常是通过问诊来实现的，作为患者需要主动向医生提供前面已经提到的有关睡眠呼吸暂停综合征的主要症状和其他身体状况。

Q: 睡眠呼吸暂停综合征患者为什么常张口呼吸?

不少打鼾的患者自觉晨起口干，夜间需数次起床饮水。舌苔干黄、口唇干裂、久治不愈。这些都与睡眠时的张口呼吸有关。张口呼吸时，气流不经鼻道的湿化及温化，干燥的空气直接经口进入咽喉气道，长期反复刺激而引起不适。

由于睡眠时张口呼吸的人很多，因而长期被误认为这是睡眠时的正常表现，其实不然。当卧位睡眠时，舌根后坠，常堵塞呼吸道，发生呼吸暂停，张口后，下颌骨前移，舌体随之前移，呼吸道扩大，气流易通过，可见睡眠时张口呼吸是睡眠呼吸暂停的代偿反应。

我们发现应用持续气道正压通气治疗睡眠呼吸暂停后，睡眠时张口呼吸及其引起的一系列不适表现可全部消失。曾有一例患者在治疗时，由于设定的治疗压力不够高，故仍有气道阻塞及张口呼吸，调高呼吸机的压力后，张口呼吸随之消失。

Q: 睡眠是怎么分期的呢?

睡眠包括快速眼动睡眠及非快速动眼睡眠，非快速眼动睡眠期又可分为Ⅰ、Ⅱ、Ⅲ期睡眠。睡眠时先进入非快速眼动睡眠期，快速眼动睡眠期和非快速眼动睡眠期循环一次大约需要90分钟。前半夜主要为非快速眼动睡眠，后半夜快速眼动睡眠出现较多。入睡后醒觉时间不应该超过总睡眠时间的 5%。非快速眼动睡眠总共占整个睡眠期的 75%~80%，Ⅰ期非快速眼动睡眠一般占 2%～5%。Ⅱ期非快速眼动睡眠一般占 45%～55%。Ⅲ期非快速眼动睡眠一般占 15%～25%。快速眼动睡眠占睡眠期的 20%～25%，每夜出现 4～6 次。

Q: 睡眠呼吸暂停综合征患者为何嗜睡？

嗜睡主要表现为白天不可抑制地打瞌睡，不分时间、地点，在开会、开车、看电视、看书、听课时都可能会不由自主地进入梦乡，鼾声大作。病情最严重者甚至连与人谈话时都会酣然入睡。

大约 2/3 的睡眠呼吸暂停综合征患者会有不同程度的睡眠过多，其睡眠时间常可达十几小时，如果条件允许，可以整天昏睡不醒。

但是虽然他们睡眠时间长，但睡眠质量太差。正常人的睡眠是由浅入深的，只有深睡眠才能消除疲劳，保持白天头脑清醒，而睡眠呼吸暂停综合征患者由于频繁出现呼吸暂停，经常从睡眠中憋醒，很少能进入深睡眠期。日复一日，年复一年，他们就会觉得自己从来没有睡过好觉。应用科学的检查手段可以发现，他们的自我感觉是对的。

值得注意的是，部分睡眠呼吸暂停综合征患者并未意识到自己的睡眠有什么问题，这是因为嗜睡的出现是一个渐进的过程，要经过数年、数十年的进展才表现得较为明显。而且人类对缺少睡眠的耐受性也较大，因而轻度的嗜睡常常被误认为是年龄增长、劳累、精神紧张等原因所致，未能进行及时诊断和治疗。另外，嗜睡也可能是其他与睡眠有关的一些疾病的表现，如睡眠猝倒综合征、睡眠时间过短、睡眠时相改变、睡眠时异常运动、药物影响等，需仔细鉴别。

Q: "睡得久不如睡得好" 是什么意思?

睡眠研究发现，非快速眼动睡眠是脑睡眠状态，尤其Ⅲ期睡眠是最重要的，脑可以得到充分休息，消除疲劳的效果最好，如果人从这一状态中醒来，一时会不辨东西，处于"睡迷糊"状态，而Ⅰ期和Ⅱ期睡眠主要是躯体（尤其是肌肉）的休息，脑的活动与清醒时差别不大，常做梦。如果Ⅰ期和Ⅱ期睡眠占总睡眠时间的比例太高，睡眠质量就不高；相反，Ⅲ期睡眠时间占比高，睡眠质量就好。可见考虑睡眠质量的时候，不仅要注意睡眠的总时间，更要考虑各睡眠期所占的比例。有的人只睡4～5小时就精力旺盛，而有的人睡十几小时仍昏昏沉沉，差别就在于睡眠的质量不同。

一项纳入100万人的调查发现，成人睡7～9小时者占80%，习惯上将每天睡3～5小时称为短睡眠，睡9～11小时称为长睡眠。一般来讲，长睡眠者Ⅲ期睡眠减少，而短睡眠者Ⅲ期睡眠并不减少，其占总睡眠期的比例明显增加，只是Ⅰ期、Ⅱ期睡眠减少。可见短睡眠者的睡眠质量并不低。因而现在主张这种"短熟睡眠"，而且这种睡眠习惯经过训练是可以养成的。

研究发现了有趣的现象，午睡的特点也是Ⅲ期睡眠较丰富，所以短暂的午睡可以使人头脑更加清醒，工作效率提高，目前欧美的学者也倾向于提倡午睡。这就是短熟睡眠的一个例证。而嗜睡的睡眠呼吸暂停综合征患者，其睡眠时间长则长矣，但由于其深睡眠期几乎消失，睡眠效率极差，因而总有睡不醒、睡觉不解乏的感觉。

Q: 为什么会在睡觉时打鼾？

打呼噜是打鼾的俗称。睡觉时打鼾十分常见，人群中约 1/5 的人会出现习惯性打鼾。我们听到的"呼噜"声是在呼吸过程中，气流高速通过上呼吸道的狭窄部位，振动了气道周围的软组织所产生的。所以，任何引起鼻咽喉气道狭窄的因素都会促使打鼾发生。比如，鼻中隔偏曲、鼻息肉、扁桃体及腺样体增生等患者会打鼾；肥胖的人群颈部沉积了过多的脂肪导致呼吸道狭窄，也会出现鼾声；还有一些患者白天清醒时气道并无异常，但是一旦睡着后气道周围肌肉张力就会减低，影响气流的顺利通过，从而引起打鼾。一般来说，鼾声越响标志着气道狭窄越明显。

医学研究表明，男性打鼾的概率明显高于女性，而女性在绝经以后，卵巢分泌的一些激素水平下降，打鼾发生率升高，提示某些雌激素，特别是孕激素，可能是引起打鼾性别差异的原因；许多本来无打鼾病史的患者患内分泌疾病（如甲状腺功能减退、肢端肥大症）后，出现打鼾，甚至呼吸暂停；饮酒及服用安眠药（如地西泮等）可以抑制呼吸，加重打鼾，甚至诱发睡眠呼吸暂停；吸烟可以引起上呼吸道炎症及水肿，戒烟则降低发生打鼾的危险性。所以，打鼾的原因来自多个方面，很可能是其他疾病的一种表现形式，千万不能小看"呼噜声"！

Q: 睡眠呼吸暂停综合征患者打鼾与普通打鼾有什么不同？

睡觉时打鼾是一种司空见惯的生活现象，也是睡眠呼吸暂停综合征患者最常见、最典型的症状之一。鼾声是由气流通过狭窄的呼吸道后振动软腭、咽喉部周围的软组织产生的。一般来说，鼾声越响表明气道狭窄越明显，但需要注意的是，对于睡眠呼吸暂停综合征患者来说，并不是鼾声越大，病情越严重。另外，睡眠呼吸暂停综合患者的鼾声也不同于普通打鼾者的鼾声。

睡眠呼吸暂停综合征患者的鼾声响亮而不规律，时断时续，声音忽高忽低，常常是"呼呼"几声后趋于寂静，几十秒后出现一声巨大的鼾声，而一般打鼾者的鼾声则均匀而规律。

病情严重的睡眠呼吸暂停综合征患者无论是侧卧位还是仰卧位，甚至在开会、坐车时都会鼾声大作，而且在整夜的睡眠过程中都会持续不断，也就是说，他们是习惯性打鼾者。而普通鼾症患者的鼾声多在仰卧位睡眠、劳累及饮酒后出现或加重。

Q: 医生说我是单纯性打鼾，是不是不严重？

单纯性打鼾表现为发出的鼾声均匀而规律，声音高低一致，一般不伴呼吸暂停。以前认为单纯性打鼾对患者的健康没有什么危害，因而称之为"良性打鼾"，但是进一步的临床观察发现，许多患者仍然出现白天哈欠连天、困倦不适、工作能力下降，还会在睡觉时出现血氧降低和张口呼吸，后者甚至会导致哮喘患者出现夜间哮喘急性发作。研究表明，单纯性打鼾已成为心血管疾病发病的一个独立的危险因素，还有研究认为老年人听力下降也与长期打鼾有关。因此，对单纯性打鼾，也应该引起重视，适时到有专业的睡眠呼吸障碍诊治中心诊治。

Q: 上气道阻力综合征与睡眠呼吸暂停综合征有什么不同？

临床上有不少达不到睡眠呼吸暂停综合征诊断标准的患者，他们表现为夜间睡眠不好，白天疲乏无力、昏昏欲睡、精力不集中，但查来查去，也没什么异常发现，长期被诊断为神经症。其实，这些患者可能是近年来提出的一种睡眠呼吸紊乱性疾患——上气道阻力综合征。它是由于睡眠诱发了上气道阻力异常增加，从而引起一系列临床病理生理改变的综合征。

与大家较常听说的睡眠呼吸暂停综合征相比，上气道阻力综合征患者在睡眠时也有血氧的下降，但程度轻得多；如果给这种患者进行多导睡眠监测，会发现他们并没有明显的呼吸紊乱，只表现为频繁觉醒，但是上气道阻力综合征患者在临床症状上和睡眠呼吸暂停综合征表现类似，并且在经过耳鼻喉科手术或持续气道正压通气治疗后，睡眠的质量和白天的症状都会得到改善！在这里提醒广大患者，如果睡眠不好，白天困倦乏力，要想到上气道阻力综合征的可能，到专业的睡眠呼吸障碍诊治中心诊治。

Q: 打鼾和睡眠呼吸暂停综合征有什么关系?

如果鼾声响亮而不规律,时断时续,声音忽高忽低,常常是"呼呼"几声后趋于寂静,几十秒后出现一声巨大的鼾声,那么这个时候一定要引起重视,很可能是睡眠呼吸暂停综合征。其实,几乎每5个打鼾的患者中就有一个符合睡眠呼吸暂停综合征诊断的患者。仔细询问典型的睡眠呼吸暂停综合征患者的病史可以发现,几乎每个患者均有数年到数十年的打鼾史。

打鼾标志上呼吸道狭窄,呼吸暂停时气道则完全阻塞,因而有人认为睡觉打鼾是睡眠呼吸暂停综合征的初期阶段,两者属于同一疾病的不同时期,打鼾不过是茫茫大海中露出的冰山一角,经过数年、数十年以后将发展成睡眠呼吸暂停综合征。

睡眠呼吸暂停综合征患者如果使用呼吸机治疗,随着设定的压力由低到高,最先消失的是呼吸暂停,但可能仍有鼾声存在;压力再升高 $2 \sim 3\ cmH_2O$,鼾音消失。经过一个阶段的治疗后,暂时不用持续气道正压通气,睡觉时可以只出现打鼾而无呼吸暂停发生,但如果长时间不用呼吸机辅助呼吸,则又会出现呼吸暂停。

Q: 单纯性打鼾不伴呼吸暂停,会发展成睡眠呼吸暂停综合征吗?

答案是有可能的!

睡眠呼吸暂停综合征可以由单纯性打鼾发展而来,这其中的促使因素包括三个方面:功能性因素、解剖因素和诱发因素。

一是功能性因素,如长期打鼾导致呼吸中枢对呼吸的控制功能出现异常；一些先天性遗传病导致的中枢神经系统的呼吸控制功能低下，会促使打鼾向睡眠呼吸暂停综合征发展。

二是解剖因素，比如，随着年龄增加，上气道的体积会缩小，塌陷性会增加，上气道的结构也会因为长期打鼾产生改变；随着体重明显增加，特别是颈部的脂肪沉积，也可增加发病率。

三是一些诱发因素，如饮酒、吸烟、呼吸道感染等。

Q: 打鼾和睡眠呼吸暂停综合征会遗传吗？

临床工作中发现，有的家庭中打鼾者很多，而有的家族中却世代少有打鼾者。究其原因，不外乎以下几种情况。

一方面，睡眠呼吸暂停综合征的许多易患因素都具有遗传倾向，如肥胖、颌面部骨骼结构、中枢性呼吸驱动功能等；另一方面，家庭成员所处的生活环境及某些生活习惯相同，包括吸烟、饮酒、室内存在某种变应原、过敏性鼻炎病史等，也是睡眠呼吸暂停综合征的易患因素；还有一些遗传病患者睡眠呼吸暂停综合征的发病率很高，如21-三体综合征患者，提示遗传基因的异常可以引起睡眠呼吸暂停综合征。

Q: 打鼾怎么治疗？

目前用于治疗打鼾的方法不下数百种，但许多方法的疗效并不可靠。

有一些简单的办法常可减轻病情，如戒烟酒、减肥、睡前禁服镇静安眠药、睡觉时侧卧、使用鼻血管收缩剂保持鼻腔畅通等；此外，针对原发病的治疗也很重要，比如，一些内分泌疾病（像甲状腺功能减退、肢端肥大症等）引起的打鼾需要使用对应的药物治疗；耳鼻喉科及口腔科手术矫正鼻部及下颌骨畸形、切除口咽部周围的软组织常可去除解剖狭窄，使鼾音减轻；对某些未发现明显解剖异常或不愿意手术的打鼾者，可应用持续气道正压通气治疗，一般只需要设定一个较低的压力，就能使绝大多数患者取得良效，这种方法无创伤、患者耐受性好，值得推荐。

目前，国内市场上治疗鼾症的办法较多，患者自己很难做出科学的选择，应该到专业的睡眠呼吸障碍诊治中心就诊，在医师的指导下进行正规治疗。

Q: 睡眠呼吸暂停综合征的诱发因素有哪些？

睡眠呼吸暂停综合征的发病是一个渐进的过程，常常是几种病因共同作用的结果，特别是在以下诱发因素的作用下，病情会明显加重。

（1）体重增加：大约 2/3 以上的睡眠呼吸暂停综合征患者有肥胖史，男性在 35 岁以后，体重明显增加，睡眠呼吸暂停发生率也随之上升；如果体重减轻 5 kg，病情将明显改善。

（2）年龄增长：老年人睡眠呼吸暂停综合征患病率随年龄增加呈上升趋势，中枢性睡眠呼吸暂停综合征所占的比例增加。由于老年人患心、肺、脑疾病的比率增加，睡眠呼吸暂停引起的缺氧对心、肺功能的影响更明显，后果更加严重。

（3）上呼吸道感染：感冒可导致鼻、咽喉部黏膜充血、水肿，以及扁桃体发炎，加重上呼吸道阻塞，使单纯性打鼾者出现睡眠呼吸暂停，而睡眠呼吸暂停综合征患者症状会更加严重。

（4）心脏病：慢性或急性心脏功能不全可以引起中枢性睡眠呼吸暂停综合征。

（5）仰卧位睡眠：仰卧位睡眠时舌根后坠，易堵塞上气道，侧卧位睡眠有利于改善病情。

（6）饮酒、服用安眠药：睡前饮酒或服用安眠药可以诱发睡眠呼吸暂停，延长呼吸暂停时间，对肥胖者及老年人的呼吸抑制作用尤其明显。

Q: 睡眠呼吸暂停综合征的发病机制是什么?

睡眠呼吸暂停综合征的发病机制目前尚不十分清楚。

中枢性睡眠呼吸暂停综合征的发生与呼吸中枢控制功能改变有关。患者睡眠时呼吸中枢对低氧、高二氧化碳刺激的反应明显下降，其表现有：①呼吸控制中枢对反馈控制的不稳定；②吸气呼气的转换异常。

阻塞性睡眠呼吸暂停的发生与肌肉、神经及机体内分泌因素的变化均有密切关系。

第二节

睡眠中呼吸暂停的危害

Q: 睡眠呼吸暂停综合征有几种类型?

根据病因的不同,睡眠呼吸暂停综合征可以分为三个类型,即阻塞性睡眠呼吸暂停、中枢性睡眠呼吸暂停和混合性睡眠呼吸暂停。

阻塞性睡眠呼吸暂停也称周围型睡眠呼吸暂停,呼吸暂停发生时患者的口、鼻气流消失,但胸腹部的呼吸动作仍存在,常可见到患者腹部的起伏运动十分剧烈,拼命挣扎,直到上气道重新开放后,气流恢复为止;中枢性睡眠呼吸暂停则不同,在口、鼻气流消失的同时,胸腹部的呼吸动作也消失,呼吸暂停发生时患者一动不动;混合性睡眠呼吸暂停兼有阻塞性及中枢性睡眠呼吸暂停的特点。

阻塞性睡眠呼吸暂停综合征患者最多见;中枢型患者最少见,不超过总数的 10%。由于两者的发病机制、病因及临床表现各有特点,治疗方法也有区别,所以通过准确的诊断手段,正确区分睡眠呼吸暂停类型,对指导治疗方法的选择十分必要。

Q: 为什么会发生阻塞性睡眠呼吸暂停综合征?

患者睡眠时,上呼吸道常被下垂的软腭、悬雍垂或后坠的舌根等软组织堵塞而出现呼吸暂停，但此时脑内的呼吸中枢仍不断发出呼吸冲动以兴奋呼吸肌，故胸腹部的呼吸运动仍存在，肉眼观察就可见到患者的胸腹部上下起伏，活动剧烈；而且随着呼吸暂停时间的延长，血液中氧气不断下降、二氧化碳不断升高，胸腹部的呼吸运动逐渐加强，当血液中的二氧化碳上升、氧气下降到一定程度，对呼吸中枢的刺激作用也达到一定的强度，患者发生短暂觉醒，上气道开放，气流随之恢复。

从鼻部到咽喉部任何解剖结构的异常都可在患者睡眠时造成上呼吸道阻塞，但并不是所有的阻塞性睡眠呼吸暂停综合征患者都可以通过临床检查发现上气道解剖结构的异常，许多中枢呼吸驱动功能不好或咽喉气道周围的软组织塌陷性增加的人，睡眠时也易发生呼吸道堵塞。

Q: 为什么会发生中枢性睡眠呼吸暂停综合征?

中枢性睡眠呼吸暂停综合征的病因多在中枢神经系统，与中枢呼吸驱动功能的受损有关，因而称之为"中枢性睡眠呼吸暂停综合征"。患者的呼吸中枢对外周传入的各种信息如低氧、高二氧化碳刺激，对胸壁或肺部传入冲动的感受能力下降，不能及时有效地发放冲动来兴奋呼吸肌的活动，造成上呼吸道塌陷、呼吸运动消失，气体自然就不能被吸入或排出肺。

肌肉萎缩、肌肉无力的患者由于呼吸肌不能及时有效地响应呼吸中枢发出的神经冲动而收缩，在呼吸中枢驱动功能较弱的情况下，也可发生睡眠呼吸暂停。中枢性睡眠呼吸暂停综合征也常发生于中枢神经系统病变及神经肌肉疾病的患者中，如小儿麻痹后遗症、脊髓侧索硬化、脑梗死等。

Q: 中枢性睡眠呼吸暂停综合征有什么表现?

中枢性睡眠呼吸暂停综合征患者可表现为失眠易醒,有些重症患者入睡困难,一进入梦乡,即被憋醒。该综合征与阻塞性睡眠呼吸暂停综合征患者主要以嗜睡为临床表现不同,患者就诊时常诉失眠,极易被误诊为神经症,服用安眠药后病情不见好转,反而会加重。中枢性睡眠呼吸暂停综合征也会造成反复缺氧及睡眠紊乱,若长期不予治疗,后果与阻塞性睡眠呼吸暂停综合征无差别。

Q: 什么是混合性睡眠呼吸暂停综合征?

混合性睡眠呼吸暂停发生时一般先出现中枢性睡眠呼吸暂停,数秒、数十秒后才出现阻塞性睡眠呼吸暂停。这是因为当上一次呼吸暂停结束的时候,患者常常要深呼吸数次,机体中的二氧化碳被大量呼出,血液中的二氧化碳浓度降至较低水平,对呼吸中枢的刺激效应减弱,呼吸冲动不足以引起有效的呼吸运动而出现中枢性呼吸暂停;随着呼吸暂停时间的延长,血液中的二氧化碳浓度逐渐上升、氧浓度逐渐降低,呼吸中枢受到的刺激加强,呼吸运动恢复,但由于这时上气道尚未开放,故只有胸腹运动而无呼吸气流,表现为阻塞性睡眠呼吸暂停。两者先后存在,故称为混合性睡眠呼吸暂停综合征。

Q: 一次睡眠呼吸暂停后机体会发生什么变化？

睡眠呼吸暂停患者常在刚入睡后即出现上气道狭窄，表现为鼾声大作；当上气道堵塞后鼾声消失，出现呼吸暂停。每一次呼吸暂停发作，机体都会出现相应的病理生理改变。

（1）低氧血症及高碳酸血症。呼吸系统的基本功能就是吸入氧气，排出机体代谢产生的二氧化碳。窒息发生后，血液中的氧浓度逐渐下降，二氧化碳浓度逐渐升高，血液酸度增加，严重时可出现酸中毒。不同的患者发生呼吸暂停后其缺氧的严重程度不同，这取决于呼吸暂停持续的时间长短、机体耗氧量的大小、呼吸暂停发生前血液内氧气含量的多少、患者肺容量的高低、原来有无心肺疾病等。一般来讲，肥胖者的氧耗量大、呼吸暂停发生前肺的容量小，因而较短时间的呼吸暂停就会导致明显的缺氧及高二氧化碳，所以他们对缺氧的耐受性更差。

（2）睡眠紊乱。睡眠呼吸暂停发生后，缺氧及二氧化碳浓度升高都会刺激机体的保护机制，引起呼吸运动加强、胸腹部剧烈起伏，甚至全身都剧烈运动以对抗窒息，直至觉醒后气流恢复为止。因而患者反复觉醒，很难进入深度的睡眠期，睡眠质量很差。但大多数患者对此浑然不知。进行睡眠脑电图监测可对患者睡眠紊乱的情况一目了然。

（3）脉搏的变化。正常心跳的节律受机体自主神经（即交感神经和副交感神经）系统的调节，不受人主观意识的影响，我们不能像控制呼吸那样根据我们的意愿让心跳随意变慢或变快。正常人在睡眠时，使心跳变慢的副交感神经的活动占主导地位，因而心率下降、脉搏变慢。而睡眠呼吸暂停综合征患者在睡眠状态下心率的变化与正常人不同，脉搏常在呼吸暂停发生时变慢，甚至出现心脏传导阻滞、心脏停搏；呼吸暂停结束后心跳加速，每分钟超过 100 次，达到心动过速的程度，心率忽快忽慢、波动幅度极大。这与睡眠呼吸暂停引起的缺氧、觉醒后自主神经的功能紊乱都有关系。

（4）胸腔内压的波动。人吸气时，胸腔内压低于大气压，气体进入肺内；呼气时则相反，胸腔内压高于大气压，气体排出肺。正常人呼吸时，胸腔内压波动不大，而发生睡眠呼吸暂停时，胸壁剧烈运动，吸气时胸腔内的负压可降低至低于大气压 $80\ cmH_2O$ 的水平，而呼气时胸膜腔内压明显升高。由于心脏及许多大血管都在胸腔内，因而胸腔内压的剧烈波动会对心血管系统的功能产生巨大影响，如心脏变大或变小、血管摆动，这些都已经通过超声波摄像得到证实。

（5）血压波动。正如心率的变化一样，在睡眠呼吸暂停过程中，血压的波动也十分明显，在呼吸暂停结束时血压可升高 20% 左右，达到高血压的水平。血压的波动除了受胸腔内压力波动的影响，与睡眠呼吸暂停所致的缺氧、觉醒、自主神经系统的功能变化，特别是交感神经活动加强也有关系。

（6）脑的血液供应及颅内压的变化。正常人在非快速眼动睡眠期脑的血液供应量及颅内压都有所下降，在快速眼动睡眠期略有上升；但阻塞性睡眠呼吸暂停综合征患者不同，颅内压随着呼吸的变化而变化，在呼吸暂停终止时最高，而脑的血液供应量则下降。颅内压的升高与阻塞性睡眠呼吸暂停所致的高碳酸血症引起的脑血管扩张及动脉血压升高有关。这可能是许多睡眠呼吸暂停综合征患者晨起头痛的原因之一，颅内压升高还可引起眼压升高，患者晨起后出现眼球胀痛。

（7）内分泌激素水平的变化。机体内许多内分泌激素（如生长激素、雄激素、儿茶酚胺、心房利尿钠肽、胰岛素等）的分泌都与睡眠有关，睡眠呼吸暂停综合征患者由于睡眠结构紊乱，不可避免地会影响这些激素的分泌。

生长激素对人体的生长发育起着十分重要的作用，它的分泌与慢波睡眠的出现密切相关。小儿如果患有睡眠呼吸暂停综合征，慢波睡眠减少，生长激素分泌减少，会造成生长发育迟缓；成人患者生长激素分泌减少可以引起机体脂肪与肌肉发育比例失衡，脂肪过分增加，肥胖加重，经过有效治疗彻底去除睡眠呼吸暂停后，生长激素的分泌即可恢复到正常水平。

睾酮是一种雄激素，有些阳痿患者血中的雄激素含量较低。睡眠呼吸暂停引起的缺氧可抑制其分泌，经过有效治疗呼吸暂停后，血中睾酮水平会明显上升，睡眠呼吸暂停引起的性功能低下可以恢复。

其他许多激素的分泌都在不同程度上受到呼吸暂停的影响，它们的变化与睡眠呼吸暂停引起的高血压、夜间多尿等症状有关。

Q: 睡眠呼吸暂停综合征有什么危害？

睡眠呼吸暂停综合征患者夜间睡眠时反复出现血氧降低、频繁觉醒，重者多达数百次。长期反复睡眠呼吸暂停发作对患者的身体健康及生活质量均造成极大危害。如患者心脑血管疾病的发生率可明显上升，严重时可导致夜间猝死。此外，这还是司机及高空作业人员发生意外事故的原因之一。可见打鼾（常伴随睡眠呼吸暂停）不仅仅是一种噪声，吵得四邻不安，而且会危及患者及他人的生命安全。

Q: 长期发生睡眠呼吸暂停的后果是什么？

偶尔一次的睡眠呼吸暂停虽然可引起体内一些短暂改变，但不会对人体的健康造成多大危害，然而这种情况长期反复发生，夜复一夜，年复一年，其危害就不可等闲视之了。

1. 心血管系统

（1）高血压。40%～60%的阻塞性睡眠呼吸暂停综合征患者有高血压病史，与其他高血压患者不同的是，他们的血压大多在早晨最高，清晨头痛、头晕明显，单纯药物治疗效果差。有效治疗睡眠呼吸暂停后，高血压常可下降，有的甚至可降至正常范围。

（2）肺动脉高压、肺心病、右心功能衰竭。10%～20%的睡眠呼吸暂停综合征患者会出现肺动脉高压，中、重度睡眠呼吸暂停综合征患者肺动脉高压的患病率可达55%。在合并有肺部疾患（如慢性支气管炎、肺气肿）时，睡眠呼吸暂停更易导致肺动脉压升高，而右心室及右心房因工作负荷加重而出现肺心病、右心功能衰竭，主要表现为腿肿、气短。在我国，右心功能衰竭的最常见原因是慢性支气管炎及肺气肿，但我们发现无肺疾病史的肥胖患者，患多年的睡眠呼吸暂停综合征后，也可出现右心功能不全的临床表现。

（3）左心功能改变。超声心动图及尸体解剖发现，长期发生睡眠呼吸暂停可以使左心重量增加、心室壁增厚、心脏每次搏动射出的血量减少，应用气道正压通气治疗改善睡眠呼吸暂停后，这些病理改变也会随之改善。

（4）缺血性心脏病。缺血性心脏病主要包括心绞痛、心肌梗死，缺氧是引起心绞痛的重要原因。研究表明，睡眠呼吸暂停是缺血性心脏病发病的危险因素之一。动态心电图检查发现，睡眠呼吸暂停综合征患者在睡眠过程中，ST段下降的发生十分频繁，提示心脏缺血、缺氧，尤其是原有心脏病的患者，呼吸暂停引起的缺氧、自主神经功能紊乱、合并高血压等因素会加速动脉硬化的发展，诱发心绞痛，甚至心肌梗死。

（5）心律失常。睡眠呼吸暂停综合征患者睡眠时心率快慢交替，心率波动幅度较大，多为窦性心动过速，但也有短暂房性或室性心动过速，心率变慢时可出现心脏传导阻滞、心脏停搏。几乎有一半的睡眠呼吸暂停综合征患者会出现各种各样的心律失常，有些甚至是致命的。这类患者单纯治疗睡眠呼吸暂停综合征常可取得良好效果，但易被误诊为心脏病而误治。

2.神经系统

（1）脑血管病。脑卒中即通常所说的中风，好发于夜间，一夜之间，患者就会口眼歪斜、肢体瘫痪。研究发现，睡觉时打鼾及呼吸暂停可以增加脑血管病的发病率及死亡率。53%以上的男性脑血管患者有长期习惯性打鼾史，35%的患者脑血管意外发生在睡眠时，与打鼾及呼吸暂停密切相关。越来越多的证据表明打鼾及呼吸暂停是脑血管病的一个独立危险因素，对脑血管意外的发生及病情加重有十分重要的作用。

（2）过度嗜睡。睡眠呼吸暂停引起的频繁觉醒会严重扰乱患者的睡眠，患者深睡期减少甚至消失，长期处于睡眠不足的状态。白天嗜睡的严重程度与睡眠呼吸暂停综合征的严重程度密切相关。白天困倦嗜睡会严重影响工作、学习、生活，司机、从事高空作业患者的意外事故发生率高，可危及自己及他人的生命安全。

（3）精神及心理危害。智力减退、性格及行为异常与睡眠呼吸暂停综合征的关系已十分明确，睡眠呼吸暂停综合征患者与家庭成员、同事间的人际关系常不太融洽；抑郁症等精神疾病也可见于睡眠呼吸暂停综合征患者；有的研究还发现睡眠呼吸暂停综合征与老年人痴呆的发病也有一定关系。

3. 内分泌代谢系统疾病

性欲减退或阳痿在男性睡眠呼吸暂停综合征患者中较为常见，统计资料表明，50 例睡眠呼吸暂停综合征患者中，有 44% 的患者有不同程度的性功能障碍。近来的研究还表明睡眠呼吸暂停引起的内分泌代谢功能紊乱可以加重肥胖。

4. 血液系统疾病

很多睡眠呼吸暂停综合征患者血中的红细胞增多，血红蛋白大于 160 g/L，超过正常范围，血液黏滞度（血黏度）增加。这是长期睡眠呼吸暂停引起机体缺氧，血液中的红细胞为了携带更多氧气而代偿性增生所致；机体内其他内分泌激素含量的变化可引起排尿增多、血液浓缩等，也是造成血中红细胞增多的重要因素。

5. 肾脏功能损害

睡眠呼吸暂停综合征患者夜间睡眠时尿量增多，次数可达 3

次以上，部分患者尿中蛋白含量增加。

Q: 睡眠呼吸暂停综合征有什么社会危害?

睡眠呼吸暂停综合征不仅直接危害患者的身体健康，而且还是一大社会公害，危害他人的生命安全。例如，患有该病的司机及高空作业者易发生意外事故，患者可因工作时打瞌睡而车毁人亡，不少无辜者丧生于车轮之下。青年男性因为打鼾而结婚困难、已婚夫妇因打鼾或分居或性生活不和谐而家庭破裂者也不在少数。

交通事故是当今世界危害人类生命财产安全的主要原因之一，已成为继心脑血管疾病、癌症、呼吸系统疾病之后，致死、致残的第四大原因。据估计，全球每天有 4 万～ 5 万人在 200 万例交通事故中丧生。

应用模拟行车试验发现，患睡眠呼吸暂停综合征司机的反应能力、判断能力下降，注意力不能集中；事故统计结果显示，患睡眠呼吸暂停综合征司机的事故率是非睡眠呼吸暂停综合征司机的 2 倍，特别是单人行驶时，事故率则是后者的 13 倍，他们常常会叙说事故发生前自己在睡觉。

在我国，睡眠呼吸暂停综合征对交通事故的影响还未见报道。但根据经验，由于司机的体力活动量小，肥胖者较多，睡眠呼吸暂停综合征患病率较高，因而睡眠呼吸暂停综合征引起嗜睡造成的交通事故不在少数。在美国的部分州评价交通事故时要参考医师开具的睡眠呼吸暂停综合征的诊断证明。其实除了交通事故，其他操作性事故的发生也与睡眠有关，如许多航空、航天事故等。

睡眠呼吸暂停综合征患者由于瞌睡，记忆力下降，如约会迟到，甚至忘记约会，容易被误解。令人讨厌的鼾声噪声还造成许多男青年结婚困难，临床上接待过不少婚前四处求治的患者。在已婚患者中鼾声导致妻子入睡困难、神经衰弱，最后不得不分居者也不在少数。疾病造成的性格改变，还使许多睡眠呼吸暂停综合征患者的社交能力下降，家庭成员之间关系紧张，特别是睡眠呼吸暂停引起男性性功能减退是造成夫妻不和谐、婚姻关系破裂的一个重要原因。

Q: 睡眠呼吸暂停综合征会增加患者的死亡率吗？

许多疾病的死亡率在夜间会明显增加，特别是一些原因不明的突然死亡，即猝死，常常发生在夜间。医师往往将其归因于心搏骤停，但不少患者心搏骤停的原因并不明了。睡眠呼吸暂停综合征就是引起夜间猝死的元凶之一。对 460 例猝死患者进行尸体解剖发现，呼吸暂停是心血管疾病患者夜间死亡的危险因素之一，习惯性打鼾者夜间的死亡率也会增加。

近年来的研究也显示，未经治疗的睡眠呼吸暂停综合征患者 5 年死亡率为 11% ～ 13%；每小时呼吸暂停超过 20 次的患者，8 年病死率高达 37%；每小时呼吸暂停小于 20 次的患者，病死率只有 4%；经过气管切开术或正压通气有效治疗后，死亡率明显下降；而单纯耳鼻喉科手术切除口咽部的软组织，治疗常会失败，不能改善患者的存活率。

我们曾总结了 70 例病情严重程度不同的睡眠呼吸暂停综合征患者，发现睡眠呼吸紊乱次数超过每小时 40 次的重症患者平均年龄只有 45 岁左右，明显低于病情较轻组患者的平均年龄，临床上也发现，超过 65 岁的重症患者很少，提示重度睡眠呼吸暂停综合征患者的寿命缩短。

Q: 如何判断睡眠呼吸暂停综合征患者病情的严重程度?

（1）每小时睡眠呼吸暂停的次数。正常人睡眠时很少发生呼吸暂停，当呼吸暂停频率在每小时 5 次以上时，有病理意义；每小时睡眠呼吸暂停的次数越高，缺氧及睡眠受到的影响就越明显，越容易出现心、肺、脑等重要脏器的并发症；如果睡眠呼吸暂停的频率超过每小时 20 次，患者的死亡率将明显增加。

（2）睡眠时缺氧的严重程度。睡眠呼吸暂停引起的最直接的后果就是机体缺氧，正常情况下，血氧饱和度在 95% 以上，如果低于 90%，就表示机体已经缺氧。血氧饱和度越低，出现心律失常的概率就越大，因而记录睡眠状态的最低氧饱和度对判断病情的严重程度有一定价值。

随着计算机处理技术的应用，很多表示缺氧严重程度的指标可以定量化。记录睡眠过程中血氧饱和度低于某一数值的时间或这一时间占总睡眠时间的百分数，比单纯记录最低氧饱和度的价值更大；计算睡眠过程中的平均氧饱和度也是评价睡眠呼吸暂停综合征病情严重程度的一个有用指标。

（3）睡眠时的表现。睡眠呼吸暂停综合征的临床表现复杂多样，嗜睡程度与病情的严重程度有一定关系。我们发现，每小时睡眠呼吸暂停的次数越高、病程越长，白天嗜睡的程度就越重，一旦患者出现白天嗜睡，病情常已是中、重度了。

评价嗜睡严重程度的一个客观指标就是睡眠潜伏期，即从刚睡觉到进入睡眠状态的时间，正常人需十几分钟，许多睡眠呼吸暂停综合征患者诉说自己一沾枕头就鼾声如雷，其睡眠潜伏期明显缩短。大量研究发现，睡眠潜伏期的长短与睡眠呼吸暂停的严重程度相关，病情越重，睡眠潜伏期越短。

（4）合并存在的一些其他疾病。睡眠呼吸暂停综合征患者同时存在心、肺、脑血管疾病或由睡眠呼吸暂停引起心、肺、脑血管等其他系统的并发症，也是病情较重的一个征象，应该积极求治。

虽然判断睡眠呼吸暂停综合征患者病情的指标并不一致，但患者应该明白：睡眠呼吸暂停指数越高，夜间的缺氧程度越重；白天的嗜睡越明显，病情越严重；如已经出现心、脑、肺的并发症时，更应该积极治疗。

第二节

睡眠呼吸暂停综合征与各种因素的关系

Q: 哪些原因可能引起睡眠呼吸暂停呢?

对于阻塞性睡眠呼吸暂停（OSA）患者来说，最容易阻塞的部位在口咽部和喉咽部。前面已经讲过口咽部的狭窄可引起睡眠呼吸暂停，接下来就介绍喉咽部狭窄如何引起睡眠呼吸暂停。

喉咽部阻塞是由舌根本身肥厚或周围组织畸形所致的舌根后移。舌是通过两条肌肉固定在骨头上，睡觉时，肌肉的牵引作用下降，易发生舌体后坠而堵塞气道。如果肌肉附着的舌骨位置太低，也容易致气道阻塞。

另外，如果舌依附的骨头有异常，也可引起舌根位置的改变，从而影响上呼吸道的口径。由先天原因或婴幼儿时期外伤导致的下颌后移及小颌畸形，可造成颏舌肌在下颌部位的附着点后移而舌根后移；上颌低平或下颌弓狭窄会造成咽腔体积缩小，即使舌体、舌根形态正常，也会因为无法很好地容纳舌体而发生舌后坠，出现睡眠呼吸暂停。

Q: 如何解决喉咽部解剖狭窄引起的睡眠呼吸暂停综合征?

针对舌、颌面部骨骼结构异常引起的睡眠呼吸暂停,可以通过手术或用矫治器来解决。

下颌骨前徙术:对于部分存在小颌及下颌畸形的患者,通过下颌骨的前移可以引起颏舌肌及舌根前移,从而扩大上气道的口径。

舌骨悬吊术:对于舌骨位置过低而引起的气道阻塞,则可以通过下颌前部截骨、舌骨悬吊术来扩大上气道的口径。

舌成形术:针对舌体肥大的睡眠呼吸暂停综合征患者可以进行舌成形术,但目前该手术开展得很少。

以上三种手术都是针对喉咽部狭窄而发明的术式,在国外,一些医院尝试性应用于睡眠呼吸暂停综合征的治疗,在国内应用较少。

斯坦福睡眠科学与医学中心创立了所谓"两步走"的系列治疗方案(图4-1),两步手术之间的间隔大约相差半年,主要过程如下。

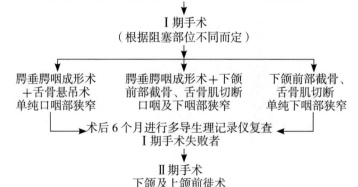

图4-1 "两步走"系列治疗方案

Q: 药物对睡眠状态下的呼吸功能有什么影响？

许多药物在发挥治疗作用的同时，也常常会带来不少不良反应。提起药物、食物对睡眠的影响，大家可能并不陌生，服用地西泮（安定）等镇静催眠药物可以帮助失眠者入睡；喝茶、咖啡能使人保持头脑清醒。还有许多药物会带来睡眠紊乱的不良反应，最典型的例子就是许多抗过敏药物引起的嗜睡有时可严重影响患者白天的工作和生活。

可是谈起药物对呼吸功能的影响，许多人就知道甚少了。随着人们对睡眠呼吸暂停综合征的深入认识，药物对呼吸功能，特别是睡眠状态下呼吸功能的影响，才越来越多地引起了医务工作者的重视。

药物对睡眠状态下呼吸功能的影响不外乎两种情况：呼吸抑制作用和呼吸兴奋作用。前者可以引起或加重睡眠呼吸紊乱，后者则可以减少呼吸暂停的频率或缩短呼吸暂停的时间。虽然目前还没有任何药物确实能够治愈睡眠呼吸暂停，但医学界还是做了许多有益的尝试。了解这些对预防和减轻睡眠呼吸暂停综合征的病情很有帮助。

Q: 饮酒对睡眠呼吸有何影响？

饮酒也会影响睡眠呼吸。每升血液里的酒精含量超过 $100 \sim 120\,g$，人的呼吸中枢对缺氧及高二氧化碳刺激的敏感性就下降一半以上；超过 $350\,g$，血中的二氧化碳就会明显上升，通气量明显下降。

慢性酒精中毒的患者在清醒状态下的呼吸就会不规律，偶尔还出现呼吸停止。睡眠状态下，酒精对呼吸的抑制作用就更明显了。不少人都有这样的经验，即晚上喝酒以后，睡眠时打鼾会加重，呼吸暂停的次数会增加、暂停时间会延长。

医学研究也发现，睡前饮酒确实可以使单纯性打鼾患者出现呼吸暂停、睡眠呼吸暂停综合征患者的病情加重。老年人的呼吸功能更容易受到酒精的抑制。

Q: 呼吸抑制性药物主要有哪些？

（1）镇静催眠药：镇静催眠药物的应用十分广泛，是失眠患者、癫痫患者的常用药物，最具代表性的要数安定类药物了。

在清醒状态下，常规剂量的安眠药对正常人呼吸的影响微乎其微；但对慢性支气管炎、肺气肿患者，在其出现呼吸衰竭后，静脉注射 10 mg 的安定，就有可能严重抑制呼吸功能、加重病情。在睡眠状态下，镇静催眠药可以降低上呼吸道肌肉的张力，抑制呼吸中枢的控制功能，从而增加睡眠呼吸暂停综合征患者窒息的频率、延长窒息时间。

睡眠呼吸暂停综合征为常见病，易因睡眠不好而被误诊为神经症或失眠而服用安眠药，因而经常见到一些服用安眠药后呼吸暂停反而加重的患者。

（2）吗啡类药物：吗啡类药物是作用很强的镇痛剂，可直接作用于呼吸控制中枢，具有较强的呼吸抑制作用。10 mg 的吗啡就可以使正常人的呼吸兴奋能力下降 40% ～ 60%、血中二氧化碳浓度上升，在睡眠状态下，其呼吸抑制作用更强。一些吸毒成瘾的人会因吸毒过量而死于呼吸衰竭。虽然目前有关该类药物对睡眠呼吸暂停综合征患者呼吸暂停病情影响的报道还很少，但一般不主张对此类患者应用吗啡类药物。

（3）麻醉药：正常人在全身麻醉时，如果头部或颈部的位置不合适，也会出现呼吸暂停，尤以肥胖者受到的影响最大。睡眠呼吸暂停综合征患者多有上气道狭窄，即使进行咽喉部黏膜表面的局部麻醉，也有引起窒息的危险，静脉注射或吸入全身麻醉药物对呼吸的抑制作用就更明显了。术前进行气管插管或气管切开可有效预防麻醉或手术过程中出现窒息，手术后也要多加小心，加强上呼吸道的护理，如减轻局部黏膜的水肿、头后仰、侧卧、防止舌根后坠是降低窒息危险的重要措施。

（4）睾酮：睾酮是一种雄激素，在男性体内的含量远远大于女性体内的含量，应用它来治疗血液系统的某些疾病时，部分患者在睡眠时可发生呼吸暂停。

（5）抗高血压药物：几乎所有抗高血压的药物都会影响睡眠。如普萘洛尔、哌唑嗪、氢氯噻嗪、肼屈嗪、硝苯地平、卡托普利等。曾有报道，普萘洛尔使两名睡眠呼吸暂停综合征患者的窒息加重。另一种现在应用较少的降压药物 α-甲基多巴可以直接抑制上呼吸道肌肉的活动而加重睡眠呼吸暂停。虽然目前已经明确睡眠呼吸暂停综合征与高血压的发生密切相关，但究竟降压治疗会对患者的呼吸暂停有多大影响尚无明确定论。

Q: 肥胖对睡眠呼吸有何影响？

肥胖就是指机体脂肪组织绝对量增多或相对比例增加。一般认为，若实际体重超过标准体重的 20% 或体重指数大于 24 kg/m^2，可以诊断为肥胖病。统计数字显示，我国近年来肥胖病患病率显著增高，肥胖已成为危害我国人民健康的主要疾病之一。与正常人相比，肥胖者患心脏病、糖尿病、高血压、动脉粥样硬化症、脑血管病的危险性明显增加。肥胖还会影响患者的呼吸功能：在夜间睡眠时，可出现呼吸暂停；在白天，可引起肥胖低通气综合征。

Q: 睡眠低通气综合征是什么？

医学上规定，如果睡眠时呼吸气流的减低幅度为正常的 20% ~ 50%，同时血氧饱和度下降 4% 以上，即称为睡眠低通气。由于它引起的临床后果与睡眠呼吸暂停无异，故常将两者合称为"睡眠呼吸暂停低通气综合征"，通常习惯上简单地简称为"睡眠呼吸暂停综合征"。患者白天血气检查并无异常发现，但在睡眠状态下，常出现低氧及二氧化碳浓度升高，睡眠呼吸监测显示呼吸气流并未完全消失，但存在呼吸道狭窄，肺泡的通气量不足。

睡眠低通气综合征的临床症状与睡眠呼吸暂停综合征相同，但其发病与神经肌肉疾病的关系更为密切。阻塞性睡眠呼吸暂停综合征、神经肌肉系统疾病是引起睡眠低通气综合征的主要疾病。在治疗方面，除了积极治疗原发病，长期家庭无创性机械通气是治疗睡眠低通气综合征最好的办法。

Q: 肥胖一定会引起睡眠呼吸暂停综合征吗？

虽然并非每个肥胖患者都会在夜间睡眠时出现呼吸暂停，也不是每个睡眠呼吸暂停综合征患者都肥胖，但肥胖与睡眠呼吸暂停综合征确实存在密切的关系。

颈部脂肪沉积可以缩小上呼吸道口径，其气道更易塌陷、阻塞。国外的许多研究都发现，睡眠呼吸暂停的发生与脖子的周径关系密切，颈部脂肪沉积越多，脖子越粗，越易发生睡眠呼吸暂停。磁共振成像检查可发现，肥胖者气道周围的脂肪沉积增加。应用咽喉镜对肥胖的睡眠呼吸暂停综合征患者检查可发现，他们咽喉部的软组织皱褶增多，上气道内径明显缩小。

肥胖患者胸腹部脂肪沉积可引起呼吸负荷增加、胸廓顺应性下降、膈肌上抬、呼吸效率下降，所以许多肥胖患者稍一活动即气喘吁吁、大汗淋漓。

睡眠呼吸暂停综合征与肥胖互相加重，可形成恶性循环。

Q: 睡眠呼吸暂停综合征会加重肥胖吗？

可以肯定地讲，随着体重减轻，患者的睡眠呼吸暂停综合征可以明显好转。但在临床工作中发现，让肥胖的睡眠呼吸暂停综合征患者减肥实非易事，有些患者体重增加的速度反而较正常人更为明显。

研究人员随访了100例睡眠呼吸暂停综合征患者在长期的持续气道正压通气治疗过程中的体重变化情况，发现近半数患者体重下降5 kg以上，其中包括许多使用其他减肥手段无效者。曾有一例36岁的男性患者使用各种减肥办法都无效，应用气道正压通气治疗20天，体重下降2.5 kg。这些都提示睡眠呼吸暂停综合征可以加重患者的肥胖。

长期的缺氧及睡眠不好导致大脑内控制摄食及机体代谢的中

枢功能紊乱，加上患者嗜睡、活动量减少、能量消耗下降，肥胖的加重不可避免。反过来，肥胖又会加重睡眠呼吸暂停综合征，周而复始，形成恶性循环。因而在强调控制体重的同时，积极通过正压通气来治疗呼吸暂停，打断这一恶性循环，才能收到事半功倍的效果。

Q: 肥胖低通气综合征与睡眠呼吸暂停综合征有什么关系?

肥胖不仅会影响人在睡眠状态下的呼吸功能，5% ~ 10% 的肥胖者还会出现白天通气量不足，医学上称之为肥胖低通气综合征。

具有该疾患的人在临床上主要表现为：肥胖；白天嗜睡；憋气，通气量减少；血中的红细胞增多，血红素增加；血中的二氧化碳排出受阻，含量明显增加；绝大多数患者在睡眠时出现呼吸暂停；严重者出现双下肢水肿，右心功能衰竭。

以前，当夜间睡眠呼吸暂停与白天的肥胖低通气合并存在时，通常称之为皮克威克综合征。直到认识了睡眠呼吸暂停综合征以后，人们才发现，夜间睡眠呼吸暂停与白天肥胖低通气之间关系密切，两者不仅在临床特点上十分相像，而且经过治疗，去除夜间睡眠呼吸暂停后，白天的通气状况可以改善，嗜睡、憋气等症状也可以消失，血气可以恢复正常，因而认为夜间的睡眠呼吸暂停是引起白天通气不足的原因之一。由于长期缺氧，继发性红细胞增多，血红素常超过正常范围，患者可表现为发绀，随着病情不断发展，出现右心功能不全后可表现为下肢水肿。

我们曾发现 10 余例类似的患者，经过长期夜间正压通气治疗，症状消失，白天通气功能改善，可以取得良好的治疗效果。目前对肥胖低通气综合征患者多主张长期家庭正压通气治疗。如果辅以成功减肥，有可能彻底治愈。

可见，睡眠呼吸暂停不仅引起夜间通气不足，而且可以累及白天的呼吸功能。

Q: 重叠综合征是什么？

慢性支气管炎、肺气肿是我国的多发病，统称为慢性阻塞性肺疾病。在疾病的后期，患者在白天常出现严重的缺氧。根据患者临床表现的不同，慢性阻塞性肺疾病常分为两类：一类患者体型肥胖，缺氧及高碳酸血症较重，容易发生右心功能衰竭，称为"紫肿型"；另一类患者体型消瘦，喘息重，但不易在疾病的早期出现右心功能衰竭，称为"红喘型"。

研究发现，紫肿型患者睡眠时的缺氧程度更重，特别是在快速眼动睡眠期，这种缺氧会造成一系列的严重后果：①心律失常，如室性期前收缩的出现频率增加；②肺动脉高压，肺动脉压力升高明显，易加重右心负担，出现右心功能不全；③红细胞增多，是长期缺氧引起的继发性改变，血黏度会因此而增加；④睡眠质量下降，觉醒次数增加，夜间死亡的危险性增加。

睡眠呼吸暂停综合征与慢性阻塞性肺疾病均为常见病，两者合并存在的机会较多，当这两种疾病共存于同一个患者身上时，医学上称之为"重叠综合征"。紫肿型肺气肿患者伴发睡眠呼吸暂停综合征的概率更大，睡眠呼吸暂停引起的夜间缺氧更严重，还可以加重白天的低氧及高碳酸血症。

夜间睡眠呼吸监测发现，不伴睡眠呼吸暂停的慢性阻塞性肺疾病患者睡眠时的缺氧症状在快速眼动睡眠期最重，经过单纯吸氧可以得到改善；而重叠综合征患者的情况有所不同，几乎整夜血氧忽高忽低，波动较大，单纯吸氧有可能延长睡眠呼吸暂停时间、加重高碳酸血症、睡眠质量更差、早晨起床后头痛更加严重。理想的治疗方法是在行气道正压通气的基础上吸入低流量的氧气。

Q: 哪些疾病会导致睡眠呼吸暂停综合征？

睡眠呼吸暂停综合征的病因复杂多样，它与呼吸、心血管、神经系统及耳鼻喉专业关系密切，可以是许多疾病的原因，也可以由其他疾病引起，在诊断的时候要积极查找病因，以便进行针对性治疗。常见的有以下几种原因。

（1）遗传因素：先天发育异常、家族性遗传、种族不同、性别差异。

（2）上气道解剖狭窄：鼻部疾患，软腭低垂，悬雍垂增粗、增长，扁桃体及腺样体增生肥大，咽喉部软组织肥厚、脂肪沉积，舌体肥厚、舌根后坠，下颌退缩、小颌畸形，咽喉部肿瘤（如淋巴瘤、喉癌），颈短粗。

（3）呼吸系统疾病：伴二氧化碳潴留（血中二氧化碳超过45 mmHg）的慢性支气管炎、肺气肿。

（4）内分泌系统疾病：肥胖、甲状腺功能减退、肢端肥大症、肾上腺皮质增生、全垂体功能减退症。

（5）肌肉骨骼疾患：小儿麻痹后遗症、肌肉萎缩、脊髓侧索硬化症、脊柱变形。

（6）自主神经功能不全（自主神经系统病变）。

（7）中枢神经系统疾病：脑梗死、颅外伤、脑干脑炎后遗症、脑干肿瘤。

（8）心血管疾病：冠心病、心肌病、慢性高血压、肾功能衰竭引起的心功能不全。

Q: 生长激素分泌减少对睡眠呼吸暂停综合征有什么影响？

生长激素的主要作用是刺激人的生长发育，小儿缺少它，就会生长发育受限。它由脑内一个叫脑垂体的结构产生，呈脉冲式进入血液，70% 的量是在睡眠时释放入血，与慢波睡眠的出现有关。

睡眠呼吸暂停综合征患者的慢波睡眠几乎消失，生长激素的分泌减少。43 例男性睡眠呼吸暂停综合征患者的测定结果显示，他们血中生长激素含量减少的程度与睡眠呼吸暂停引起的缺氧、睡眠紊乱的严重程度相关。这种改变在儿童睡眠呼吸暂停综合征患者中的表现尤其突出。人们认为这是患睡眠呼吸暂停综合征的小儿生长发育受限的主要原因。成人睡眠呼吸暂停综合征患者缺少生长激素会显得更加苍老，经过有效治疗后精神状态可明显好转。

Q: 肢端肥大症对睡眠呼吸暂停综合征有什么影响？

生长激素分泌过多可以引起肢端肥大症，表现为舌体等软组织增生肥厚，手脚明显增大。患者还存在上呼吸道狭窄及呼吸控制功能异常，发生睡眠呼吸暂停综合征的概率增加。国外报道 63 例肢端肥大症的患者中，59 例患者睡眠时重度打鼾，50 例符合睡眠呼吸暂停综合征的诊断；国内也报道 61 例肢端肥大症患者中，26 例患者睡眠呼吸暂停。患者服用生长激素抑制剂治疗肢端肥大症后，睡眠呼吸暂停明显好转，提示肢端肥大症是引起睡眠呼吸暂停综合征的原因之一。

Q: 甲状腺功能减退症对睡眠呼吸暂停综合征有什么影响？

甲状腺功能减退症（简称甲减）是由各种原因引起的甲状腺激素分泌减少而导致的另一种常见的内分泌系统疾病，主要表现为疲倦、健忘、全身水肿、怕冷等。由于全身各部位特别是上气道出现黏液性水肿，加之呼吸控制中枢对低氧、高二氧化碳刺激的敏感性下降，许多患者还出现睡眠不好、打鼾、睡眠时呼吸紊乱及白天通气量不足。已经证实甲减是睡眠呼吸暂停综合征的病因之一。

国内外的报道都显示，约一半以上的甲减患者存在睡眠呼吸暂停综合征。由于甲减与单纯性睡眠呼吸暂停综合征在症状上有很多相像之处，因而很容易因存在睡眠呼吸暂停综合征而忽略了甲减的诊断。我们也发现了不少以打鼾及睡眠呼吸暂停为首次就诊原因的甲减患者。

因为甲减引起的睡眠呼吸暂停综合征在治疗上有其特点，有人主张对所有的甲减患者都应进行睡眠呼吸监测。

单纯口服甲状腺素片治疗甲减而好转后，睡眠呼吸暂停会自然减轻或消失，对甲减引起的睡眠呼吸暂停综合征，药物治疗效果最好。

甲减常易引起心、脑等重要器官的病变，在甲状腺功能还未改善时，由于缺少甲状腺激素，机体的代谢水平较低，心脏的耗氧量少；口服甲状腺素片替代治疗时，最初的用量不能太大，血液中激素的水平不宜上升太快，否则，会因机体耗氧量急剧增加而出现心脏、大脑缺氧，发生危险。合并存在睡眠呼吸暂停综合征的甲减患者，在治疗前，睡眠呼吸暂停也许还不至于使心肌发生严重的供氧不足，但在激素替代治疗过程中，要防止急性心脑缺氧的发生。有人主张先应用持续气道正压通气去除睡眠呼吸暂停，改善缺氧，治疗一定阶段后，再小量口服甲状腺素片，是较为保险的办法。

甲减合并睡眠呼吸暂停综合征的患者，不应该手术治疗睡眠呼吸暂停。单纯手术不仅不会去除睡眠呼吸暂停，还会诱发昏迷、危及生命，术后也易发生细菌感染。

Q: 睡眠呼吸暂停与糖尿病有什么关系？

2 型糖尿病也称非胰岛素依赖型糖尿病，是由于体内有降血糖作用的胰岛素分泌不足而引起。肥胖患者中睡眠呼吸暂停综合征的发病率也很高。除了睡眠呼吸暂停综合征与 2 型糖尿病有共同的易患因素（如肥胖等）以外，睡眠呼吸暂停引起的自主神经功能紊乱、缺氧、睡眠紊乱所致的机体内分泌功能异常改变，也影响体内胰岛素的水平及作用。

虽然目前对两者的相互关系尚不明了，但有一点肯定的是，有效治疗睡眠呼吸暂停肯定会降低糖尿病患者出现心脑并发症的概率，减少其睡眠中猝死的危险性。最近已经有人将打鼾、肥胖、糖尿病、心脏病、高尿酸血症、高脂血症等列为一大类具有共同病理基础的代谢紊乱综合征。

Q: 睡眠呼吸暂停综合征会导致心绞痛、心肌梗死吗?

心绞痛、心肌梗死是由心肌急性缺血、缺氧所致，睡眠呼吸暂停引起的夜间低氧血症、血压升高、心率加快、血流动力学改变都可以导致心脏缺血、缺氧，睡眠呼吸暂停可以加重或诱发心绞痛或心肌梗死也就不难理解了。

1995 年，在世界上十分著名的《柳叶刀》医学杂志上，瑞典人报告了 10 例确诊为夜间心绞痛的睡眠呼吸暂停综合征患者经过正压通气治疗去除睡眠呼吸暂停后，心绞痛消失，动态心电图检查也发现心脏缺血的发生次数明显减少。曾有人报告睡眠呼吸暂停综合征患者睡眠时，出现心电图缺血改变的同时伴心绞痛发作者大约占 1%。国内也报告一例顽固性夜间心绞痛患者经药物治疗效果不好，经检查发现存在重度睡眠呼吸暂停，治疗睡眠呼吸暂停后，心绞痛自然消失。

急性心肌梗死是心脏较长时间的缺血、缺氧所致，与睡眠呼吸暂停综合征也有密切关系。目前对与睡眠呼吸暂停有关的心脏缺血、缺氧，单纯吸氧和夜间服用血管扩张药物常不能达到治疗目的者，经鼻气道正压通气去除睡眠呼吸暂停才是最理想的治疗手段。

Q: 脑卒中与睡眠呼吸暂停有关系吗？

脑卒中俗称中风，多在夜间发生。夜间睡眠呼吸暂停是引起脑卒中的元凶之一。

睡眠呼吸暂停引起的缺氧、血压波动、红细胞增多、血黏度增加、血流缓慢可以增加脑血栓的危险。新近的研究认为，与长期手持风钻、从事钻探工作的工人易发生上肢血管病变一样，打鼾引起的振动也可以使血管内壁的小血栓脱落，从而堵塞脑血管。而且睡眠呼吸暂停发生时，颅内压可增加到原来的 8 倍以上，颅内的血流供应量减少，这在脑卒中的发病中发挥了一定的作用。

Q: 睡眠呼吸暂停会加速动脉粥样硬化的发生吗？

动脉粥样硬化是心脑血管疾病发生的重要原因，除了高脂血症、糖尿病、吸烟、高血压，血管壁细胞的长期缺氧也是促成动脉粥样硬化的危险因素，这一点已经通过动物实验证实。有人推测，频发的睡眠呼吸暂停引起的缺氧也会加速动脉粥样硬化的发生，证据如下。

在培养动物平滑肌细胞的过程中，模拟睡眠呼吸暂停时出现的间歇性缺氧，发现血管内皮细胞摄取脂蛋白的量增加，这有利于动脉粥样硬化的形成。另外，随着睡眠呼吸暂停的发生及终止，血管壁受到的压力忽高忽低，血中的氧气忽多忽少，血中许多化学物质的成分发生变化，长期发展下去，血管内皮细胞、血管壁的其他结构即可发生变化。

Q: 睡眠呼吸暂停会引起心脏停搏吗?

我们曾发现 5 例无心血管系统疾病史的患者在睡眠时反复出现心脏停搏，表现为Ⅱ度、Ⅲ度房室传导阻滞、窦性停搏及窦房传导阻滞，最长停跳时间达 3 秒。白天检查心电图及心脏功能均正常，经睡眠呼吸监测发现 5 例患者皆患有重度睡眠呼吸暂停综合征。国外也有不少同样的报道。这些患者的共同特点是：①患者常无与心脏停搏有关的其他症状，如头昏、晕厥，心脏停搏多由心脏 Holter 检查或睡眠呼吸监测而偶然发现；②患者年龄不是太大，多在中年发病，无心血管系统的疾病史；③白天检查无心脏停搏发生；④心脏停搏与呼吸暂停的发生在时间上密切相关，多在睡眠呼吸暂停的末期出现（在睡眠呼吸暂停时间最长、缺氧最严重时最易出现）；⑤去除呼吸暂停后，不需要任何药物，睡眠时的心脏停搏自然消失。

大量研究表明，睡眠呼吸暂停引起的迷走神经张力升高、低氧血症是导致心脏停搏的主要机制。这种心脏停搏在某种意义上讲是一种对心脏的保护机制，可以通过减慢心跳来减少心脏做功以减少心脏的氧耗量，避免对心脏的进一步损害，特别是在睡眠呼吸暂停引起严重缺氧的情况下，这种保护机制极为重要。

值得注意的是，如果单纯安装心脏起搏器，不同时治疗睡眠呼吸暂停，虽然可以消除心脏停搏，但也取消了这种保护机制，反而会使心脏缺氧更加严重。国内曾报道一例睡眠呼吸暂停综合征引起的心脏停搏患者，单纯安装心脏起搏器治疗后，心脏停搏虽未再出现，但心脏继续扩大，最后死于睡眠呼吸暂停引起的并发症。我们的患者长期进行正压通气治疗而未安装起搏器治疗达两年多，多次复查心电图，未再发生心脏停搏。因此，对于反复在夜间出现心脏停搏的患者，在安装起搏器治疗前，要想到它有可能是由睡眠呼吸暂停引起的，应该进行睡眠呼吸监测。

Q: 心脏病与睡眠呼吸暂停有什么关联？

人们很早就注意到风湿性心脏病、扩张型心肌病、高血压心脏病患者在出现严重心功能衰竭后，睡眠时易出现呼吸停止，患者的胸腹部呼吸运动及口鼻气流消失，医学上称之为"陈－施呼吸"，其实质是一种特殊类型的中枢性睡眠呼吸暂停。最近还有研究发现，这类患者行心脏移植手术后，心脏功能得到改善，患者的睡眠呼吸暂停消失。可见，这一类型的睡眠呼吸暂停是由心脏功能不全引起的。

早在 1934 年医学工作者就描述了陈－施呼吸的临床特点：在患者睡眠或昏迷时出现；常在刚入睡时发生，睡眠加深后可能消失；陈－施呼吸可使患者频繁憋醒，影响睡眠；陈－施呼吸可引起血氧下降，加重患者的缺氧程度；缺氧及频繁觉醒使患者白天疲惫不堪，不利于心功能的改善。

Q: 夜间憋气就是心脏病吗？

夜间睡眠过程中突然发生憋气、心慌，憋醒后坐位休息片刻而缓解，医学上称之为"夜间阵发性呼吸困难""端坐呼吸"，是心脏功能不全的典型征象。夜间发生的心律失常也可以表现为心慌、胸闷、有强烈的恐惧感。这些与夜间睡眠呼吸暂停的症状十分相似，由于有些医务人员对睡眠呼吸暂停综合征了解不多，因而极易将睡眠呼吸暂停综合征误诊为心脏病。

我们遇到过不少长期被误诊为心脏病的重度睡眠呼吸暂停患者，他们辗转奔波于全国各地的大医院中，进行各种各样的检查都未能找到心脏病的证据，有的甚至还做了昂贵的冠状动脉造影，结果都无济于事。后经多导仪睡眠呼吸监测证实为睡眠呼吸暂停综合征后，取得了良好的治疗效果。

如果您有以上症状，同时伴不均匀的鼾声，也应该想到睡眠呼吸暂停综合征的可能，到有关的睡眠呼吸障碍诊疗中心就诊。

Q: 打鼾会引起癫痫发作吗?

癫痫俗称"羊角风"，是由大脑的异常放电造成的。癫痫的发作常与睡眠－觉醒周期相关，有的人只在睡眠或刚醒时犯病。大脑缺血、缺氧和缺少睡眠都可以诱发癫痫，如急性严重缺氧时，可以发生抽搐。

国外曾报道：7 例中重度的睡眠呼吸暂停综合征患者同时患癫痫，经过持续气道正压通气及药物治疗，呼吸暂停基本消失，缺氧及睡眠改善后，癫痫发作次数明显减少，有的甚至完全得到控制。因而认为睡眠呼吸暂停综合征引起的睡眠紊乱、缺氧、心律失常、心输出量减少是引起癫痫发作的原因之一。我们曾经遇到一例患中枢性睡眠呼吸暂停综合征的癫痫患者，经过持续气道正压通气治疗后，癫痫发作次数明显减少。最近研究认为，睡眠呼吸暂停与小儿癫痫的发生也是十分密切。所以，如果癫痫患者有睡眠时打鼾及呼吸暂停现象，要积极就诊，去除上呼吸道的阻塞，这有利于癫痫的控制及病情的改善。

Q: 老年性痴呆与睡眠呼吸暂停有关系吗?

老年性痴呆以智力减退为主要表现,头颅 CT 或磁共振成像检查会发现,患者的大脑萎缩、体积缩小、皮质变薄。有人推测长期睡眠呼吸暂停引起的缺氧、睡眠紊乱会加重患者的病情。早在 20 世纪 80 年代初,国外就有人报告,37.5% 的男性及 33% 的女性老年性痴呆患者同时患睡眠呼吸暂停综合征,他们的睡眠呼吸暂停以中枢性及混合性为主,这一比率较其他老年人群中睡眠呼吸暂停综合征的患病率高。由于老年人群中睡眠呼吸暂停综合征的患病率较高,积极治疗睡眠呼吸暂停以改善大脑的缺氧、预防心脑并发症的出现,可能会延缓老年性痴呆的发生或减轻其病情。

Q: 脑干区病变与睡眠呼吸暂停有何关联?

脑干区是控制呼吸的中枢所在,也是与睡眠有密切关系的结构。该区的病变常见的有脑干肿瘤、脑干脑炎、组织坏死、梗死、出血、外伤等,它们都会引起呼吸功能的紊乱,病情严重者在清醒状态下会出现呼吸停止,甚至很快窒息死亡。这类患者常常是因为手术或高位的颈椎骨折伤及脑干的延髓部位,他们在清醒状态下即可出现呼吸暂停,但如果旁边有人提醒他呼吸,他就能够按别人的指令进行呼吸;一旦入睡后,就必须依赖人工通气机的控制进行呼吸。

虽然脑干病变引起的睡眠呼吸暂停为数不多,但脑干病变较隐蔽,因不易被早期发现而容易耽误治疗。频发的中枢性睡眠呼吸暂停常常可能是脑干病变最明显的表现之一,因而通过单纯中枢性睡眠呼吸暂停这一线索顺藤摸瓜，进行头颅磁共振成像检查，有可能发现脑干区的病变。国内曾报道：以中枢性睡眠呼吸暂停综合征就诊的患者经检查发现枕骨大孔先天发育畸形，压迫脑干下部，经手术治疗矫正枕骨大孔区的畸形后，解除了对脑干的压迫，呼吸暂停减轻，治疗效果满意。

Q: 睡眠呼吸暂停（打鼾）与支气管哮喘有什么关系？

哮喘是另一种常见的呼吸系统疾病，近年来的发病有上升趋势，许多患者的病情在夜间或清晨加重，少数患者的哮喘只在夜间发作。寒冷、干燥空气的刺激是诱发患者哮喘急性发作的原因之一。

打鼾及睡眠呼吸暂停的患者由于夜间张口呼吸，大量干燥的冷空气未经过鼻气道的湿化、加温，直接进入肺内，因而常出现晨起咽部不适、口唇干裂，可能还加重或诱发哮喘的发生。我们见过不少打鼾的哮喘患者经过持续气道正压通气机治疗，去除打鼾及睡眠呼吸暂停后，睡眠时的张口呼吸消失，夜间哮喘随之好转。国外也有类似的报道。

打鼾及睡眠呼吸暂停还可以引起酸性胃内容物反流到口咽部，进入气管而诱发哮喘。前面已经讲过，持续气道正压通气也可以减少睡眠呼吸暂停综合征患者的食管反流次数，哮喘病情自然减轻。

Q: 小儿麻痹后遗症患者会发生睡眠呼吸紊乱吗？

小儿麻痹症是由脊髓灰质炎病毒感染引起的一种急性传染

病，医学上叫作脊髓灰质炎。它可以广泛损害中枢神经系统，如果病变太重或治疗不及时，患儿会死于呼吸衰竭。存活者多遗留神经肌肉病变、骨骼畸形，即小儿麻痹后遗症，大多数患者表现为受累肌肉萎缩、肌力减弱、收缩无力，长期发展下去还会引起骨骼畸形改变，如胸廓畸形、脊柱侧弯等。这些患者在睡眠时除了发生呼吸暂停，还可能出现通气量下降。这时上呼吸道虽然通畅，但进入肺内的气体不能完全满足机体的需要，仍有血氧降低，频繁憋醒，其后果及临床意义与睡眠呼吸暂停综合征相同，我们称之为睡眠低通气综合征。

Q: 心理及精神改变与睡眠呼吸暂停有关系吗？

睡眠呼吸暂停综合征患者长期的缺氧及睡眠紊乱可以引起大脑功能改变，出现各种各样的精神、神经症状，严重影响患者的工作及生活。

国内的研究显示睡眠呼吸暂停综合征患者的记忆力、判断力、保持注意力集中的能力、抽象思维能力、推理及警觉能力都会受到影响，其中以保持注意力集中的能力、对复杂问题的理解力和近期记忆损害最为明显。精神障碍也是睡眠呼吸暂停综合征患者的主要症状之一，抑郁、焦虑、多疑等症状表现较为突出。国外一项研究发现，在 50 例接受调查的睡眠呼吸暂停综合征患者中，56% 的患者有抑郁，35% 的患者有多疑；在另一项研究中，67% 的患者在就诊前 5 年即已出现抑郁症状。有些患者还有幻觉，在入睡前或患者与瞌睡做斗争时易出现幻听、幻视（听到本来不存在的声音、看到不存在的图像）；少数患者表现为单纯型类偏执性精神病、躁狂而被送到精神病医院治疗；患者白天工作时经常发生打盹，以至被怀疑为精神运动性癫痫的失神样发作（实质是小睡发作）；激动易怒、嫉妒行为也不少见。

由于一般人很少能够将患者白天出现的精神症状与夜间发生的睡眠呼吸暂停联系起来，所以这些复杂的精神表现常被误认为神经症，甚至精神病，而服用镇静安眠药治疗，反而加重了睡眠呼吸暂停，症状不见好转，越来越重。事实上，它们都是由睡眠呼吸暂停引起，而且经正确治疗后，随着呼吸暂停的消失而改善，一般除了记忆力减退恢复较慢，其他一些精神症状及心理改变都能在短期内改善。

相反，由于不理解而对患者打鼾进行取笑、受到鼾声干扰而产生抱怨，患者因疾病而工作能力下降、工作效率降低、男性性功能减退致夫妻不和，甚至患者因频繁发生睡眠呼吸暂停而对睡眠产生的恐惧心理，都会加重睡眠呼吸暂停综合征患者的精神症状。所以，作为患者的家属、同事，应该明白患者的精神症状是一种病态，在工作、生活中，应对患者多一分理解、多一分关怀，帮助其积极治疗。

Q: 鼻部疾患会引起睡眠呼吸暂停吗？

鼻腔是呼吸道的起始部分，具有温暖、湿化、过滤吸入肺内空气的作用。正常人的鼻阻力占总呼吸道阻力的一半以上，当某种原因导致鼻道或后鼻孔狭窄时，鼻阻力会明显增高，患者白天呼吸时自觉憋气，夜间睡眠时可出现张口呼吸、打鼾、通气不足、呼吸暂停、睡眠不好。

值得注意的是，成人睡眠呼吸暂停综合征的病因复杂，鼻部病变只是其中的一方面，所以对于大部分的睡眠呼吸暂停综合征患者来说，去除鼻部的病变并不能彻底治愈睡眠呼吸暂停综合征。但是积极治疗鼻部疾病，常常可以改善打鼾或睡眠呼吸暂停的严重程度。

Q: 胃食管反流与睡眠呼吸暂停有关系吗？

夜间"烧心"是睡眠呼吸暂停综合征患者较为常见的症状，有时可能突然发生呛咳、喘憋而从睡梦中憋醒、坐起。国内曾报道，在150例睡眠呼吸暂停综合征患者中，59%的患者有此症状。我们曾见过2例重度睡眠呼吸暂停综合征患者仰卧位睡眠时，常出现突然呛咳而憋醒，因此对睡眠产生了恐惧感。

这多半是胃内的酸性物质进入食管引起损伤所致，如果反流入咽喉部或气管内可引起呛咳或哮喘发作。阻塞性呼吸暂停发生时，患者为了对抗呼吸道阻塞而用力吸气，胸腔内压力急剧减低，同时腹部用力呼吸，腹压增高，极易造成胃内容物反流。另外，动物实验发现，咽喉部的酸性刺激可反射性地引起或加重呼吸暂停。在小儿患者中，食管反流引起的呼吸暂停是猝死的原因之一。

在食管下端放置 pH 电极持续监测食管内酸碱变化，可以准确了解反流的严重程度，如果同时进行睡眠呼吸监测就可以明确诊断食管反流的发生与呼吸暂停的关系。有时不需服用抗酸药物，单纯应用正压通气手段去除呼吸暂停后，可使反流性食管炎病情缓解。

Q: 孕妇睡觉打鼾是睡眠呼吸暂停综合征吗?

女性在怀孕以后，特别是在妊娠后期，呼吸功能的改变十分明显。妊娠对呼吸的影响既有有利的一面，又有不利的一面。

不利的方面：①随着胎儿的增长，孕妇腹压增大，膈肌上抬，肺体积减小，血液分流增加，大量氧含量低的静脉血不能从肺内携带氧气，可造成缺氧；②孕妇体重增加，呼吸负荷加重，氧气消耗量增加；③很多孕妇还会出现鼻塞、咽喉部阻力增加，睡眠时易发生呼吸暂停，特别是卧位时，孕妇更容易出现供氧不足，且大量的证据表明，孕妇在睡觉时打鼾发生率增加，怀孕后原有的呼吸暂停引起的缺氧程度会加重。

有利的方面：①孕妇血中孕激素水平增高，可以刺激呼吸中枢，使通气增加；②孕妇的快速眼动睡眠期减少；③孕妇喜欢侧卧位。以上这些都有利于防止睡眠呼吸暂停的发生。

孕妇的睡眠呼吸暂停除了会对患者本人造成危害，人们最关心的就是睡眠呼吸暂停是否会对胎儿造成不良影响。

（1）动物实验证明，母体的急性缺氧可引起胎儿心率下降、血压升高、呼吸运动减弱。

（2）长期缺氧可引起胎儿血中的红细胞增多，生长缓慢。

（3）人体研究也证明患睡眠呼吸暂停综合征的孕妇因长期夜间缺氧，低体重儿的出生概率增加。

所以积极有效地治疗睡眠呼吸暂停是母子健康的重要保证。经鼻进行夜间正压通气，无创伤、无不良反应，许多研究者都积累了丰富的应用经验，值得推荐，必要时辅以氧气吸入，效果更佳。

Q: 麻醉时会发生睡眠呼吸暂停吗?

口服镇静催眠药物、手术时全身麻醉或咽喉部黏膜局部麻醉都会加重或诱发患者的睡眠呼吸暂停;特别是对于睡眠呼吸暂停综合征患者,本来就存在上气道狭窄、肌肉功能异常,麻醉的影响就更加明显了,如果没有严格的监护,极易发生呼吸、心搏骤停,危及患者生命。

因此,在行气管镜、喉镜检查,进行咽喉部黏膜的局部麻醉之前,应仔细检查咽喉部情况,在麻醉过程中要仔细询问患者有无憋气、心慌,患者本人也要积极向医生反映出现的不适感觉(如胸闷、憋气、心慌),必要时准备吸氧、气管插管等抢救设备。此外,对睡眠呼吸暂停综合征患者行咽喉部手术时,麻醉要极为慎重,特别是对有心脏疾患史的重度睡眠呼吸暂停综合征患者,进行预防性的气管切开或全身麻醉下气管插管,保证上呼吸道的通畅,较局部麻醉要安全可靠。国内曾有数例睡眠呼吸暂停综合征患者在手术前麻醉过程中因窒息而突然死亡的报道。所以有多年重度打鼾史,或曾经被诊断为睡眠呼吸暂停综合征的人,除了慎用镇静安眠药,在进行手术或有关检查前要进行麻醉时,应该对医生说明自己患有睡眠呼吸暂停综合征,以便采取适当的监护、预防及抢救措施。

Q: 睡眠呼吸暂停综合征患者为什么需要到专门的睡眠诊疗中心就诊?

睡眠呼吸暂停综合征的诊断及治疗是由专门的睡眠研究中心或研究室来完成的。在我国,目前引起重视的睡眠障碍性疾病就包括睡眠呼吸暂停综合征，使得近年来从事睡眠呼吸障碍性疾病诊治工作的睡眠中心快速发展，参与其诊断及治疗工作的有呼吸科、耳鼻喉科、神经科、老年科的医生。

根据美国睡眠研究会的标准要求，睡眠呼吸障碍的诊疗中心除了要有必要的仪器设备，还要求有经过严格训练的医生及技术人员来开展工作。专门的诊疗中心内至少有一名呼吸科医师来主管，同时他还必须具有其他睡眠障碍性疾病的有关知识及诊治经验；专门的诊疗中心还必须有经过严格训练的技术人员进行睡眠、呼吸监测，其中至少有一个注册的多导睡眠呼吸记录、分析人员来主持日常工作。

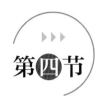

第四节

睡眠呼吸暂停综合征的检测

Q: 多导睡眠图是什么?

诊断睡眠呼吸暂停综合征最准确的仪器是多导生理记录仪（多导仪），它可以同时采集患者睡眠状态下的许多生理信号，经过信号放大器放大后，再输入到记录装置，将信号图同步描记在记录纸上，以备分析，即称为"多导图"。传统的多导图描记了患者睡眠时的脑电图、心电图、眼电图、肌电图、口鼻气流、胸腹运动、血氧饱和度。分析这些同步记录的生理指标可以明确诊断患者是否患有睡眠呼吸暂停综合征、病情严重程度如何、初步估计适合应用何种方法治疗。

Q: 多导睡眠监测有什么特点?

多导睡眠监测的优势在于无创伤、没有任何不良反应、不必担心会有损于被检查者的健康。另外，监测指标全面，可同步分析患者睡眠时发生的呼吸、心电紊乱，了解他们之间发生的因果关系。

但传统的多导仪睡眠呼吸监测也有缺点，比如，检查费用较昂贵，一般在数百元左右，主要是由消耗较大、成本较高所致。同时，多导仪检查成功的前提是患者能够进入睡眠状态，由于患者需异地到睡眠中心就寝，安装的电极多，易干扰患者的睡眠，特别是对轻症患者，有时会因睡眠不好而致检查失败，但这种情况出现的概率较小。在监测完毕后，分析结果耗时费力，长达 300 米的记录纸需耗费熟练的技术人员 2～3 小时才能分析完毕。

Q: 多导生理记录仪是如何监测睡眠的？

传统的多导生理记录仪监测患者的睡眠情况时，从人体采集的信号主要包括睡眠情况、呼吸情况、心脏变化三方面。

1. 通过记录脑电图、眼电图、肌电图可以准确反映患者的睡眠状况和分期。多导生理记录仪也是通过记录患者的这三种生物电信号来了解睡眠情况的。电极一般都采用银盘电极，贴在头面部皮肤上。

2. 通常通过鼻气流、胸腹运动和血氧三部分数据联合监测患者睡眠时的呼吸情况。

（1）鼻气流：多用对温度敏感的热敏电阻感知呼出气及吸入气的温差变化，以了解气流的有或无，判断是否发生了睡眠呼吸暂停。由于患者睡眠时有时可出现张口呼吸，有必要同时监测口和鼻部气流。监测呼出气中二氧化碳气体的含量也可以达到同样目的，如果想准确测定呼出的气体量，须用密封的鼻面罩将呼出的气体全部收集起来进行分析。从气流消失到气流再次恢复的时间就是睡眠呼吸暂停所持续的时间。

（2）胸部及腹部运动：通过胸腹带中的电阻或其他导电物质

感受胸腹部活动的存在或消失，是区别中枢或阻塞性睡眠呼吸暂停最常用的办法。在口鼻气流消失的同时，胸腹运动消失者即为中枢性睡眠呼吸暂停，气流消失时仍伴有剧烈的胸腹部"挣扎"活动者即为阻塞性睡眠呼吸暂停。阻塞性睡眠呼吸暂停患者还可以出现胸部及腹部呼吸运动不同向的矛盾运动，呼吸效率下降。应用录像记录患者睡眠时的呼吸运动变化，或直接观察及应用小气球测定食管内压力以估计呼吸暂停发生时的胸腔内压，也可达到同样的监测目的。

（3）血氧测定：要测定整个睡眠过程中血液中氧气的变化，不可能通过一两次抽血化验来完成。通过夹在手指头上的传感器可持续采集血氧饱和度变化，应用十分广泛。如将探头放在耳垂上，反应速度更快捷。根据经过特殊的计算机技术处理采集到的生理信号，还可以估计患者在全夜睡眠中缺氧的时间和程度，对判断睡眠呼吸暂停综合征病情的轻重、估计治疗效果很有帮助。

3. 多导仪通过监测整个睡眠过程中心电图的变化，可以发现睡眠中出现的各种心律失常，分析它的发生与睡眠呼吸暂停的关系、考察治疗效果。同时监测动态心电图（Holter）更有价值，有的时候还同时将睡眠时的动态血压监测结果描记在多导图上，分析血压波动与睡眠呼吸暂停发生的关系，很有价值。

Q: 什么样的患者适合做多导生理记录仪检测？

如果患者在临床上被怀疑患有睡眠呼吸暂停综合征或有其他的临床症状体征支持患者患睡眠呼吸障碍综合征（如夜间哮喘、肺或神经肌肉疾患影响睡眠）时，多导生理记录仪检测将成为患者的首选检查项目。不仅如此，难以解释的白天缺氧或血液中红细胞增多、原因不明的夜间心律失常者也可以通过此检查来排除睡眠疾病因素。同时，此项检查可以用来估计患者睡眠时的缺氧程度，为氧疗提供客观依据，还可以评价各种治疗手段对睡眠呼吸暂停综合征的治疗效果。

Q: 进行多导生理记录仪检查前有什么注意事项？

多导生理记录仪进行睡眠呼吸监测为无创伤检测，一般无须特殊准备。监测成功的关键在于能够正常入睡，对于一些中、重度睡眠呼吸暂停综合征患者，由于嗜睡表现较为明显，入睡一般不会有太大问题。为了准确记录患者的病情，检查前应该注意以下几点。

（1）检查前数小时禁饮咖啡、茶水等具有刺激作用的饮料，因为它们除了使人兴奋、难以入睡，还会兴奋呼吸中枢，使病情发生变化，难以反映真实的病情。

（2）不可在检查前饮酒、口服地西泮等安眠药，尽管它们可以帮助有些患者入睡，但会加重睡眠呼吸暂停，且具有一定的危险性。

（3）检查前要洗头、洗澡、刮胡子，因为在睡眠呼吸监测中，许多生理信号都是通过贴在皮肤表面的电极来记录的，良好的接触是保证高质量信号的关键。

（4）检查时医护人员还会应用一些化学试剂以消除安置电极部位的皮肤表面的油脂等，医护人员应提前告知患者这些都不会对人体造成多大危害。

（5）如果被检查正患感冒等疾病，最好告知医生，推迟检查。

（6）尽量保持心情平静，避免过分激动而影响睡眠。

Q: 睡眠呼吸暂停如何治疗？

三种类型的睡眠呼吸暂停常在一个患者身上共存，但以一种类型为主，例如，重度阻塞性睡眠呼吸暂停综合征患者及混合性睡眠呼吸暂停综合征患者都包含中枢性睡眠呼吸暂停的成分。以阻塞性睡眠呼吸暂停为主的患者手术治疗后可以变为以中枢性睡眠呼吸暂停为主，中枢性睡眠呼吸暂停患者药物治疗后也可出现阻塞性改变，这提示三者的区分并不是绝对严格的。

阻塞性睡眠呼吸暂停除少部分患者可通过单纯的外科手术切除引起气道狭窄的软组织而去除睡眠呼吸暂停之外，大多数患者需要应用持续气道正压通气治疗才能取得良好的治疗效果。而手术对中枢性睡眠呼吸暂停综合征患者的治疗效果差，少数患者对呼吸兴奋性药物的反应尚可，无创性机械通气的治疗效果较为肯定。

Q: 医生为何不能仅通过临床症状和查体确定或排除睡眠呼吸暂停综合征？

对于一些常见病，通过问诊、查体及简单的化验检查就可能明确诊断，对睡眠呼吸暂停综合征的诊断则有所不同。虽然这些对提供诊断线索、提示可能病因、判断病情的严重程度很有帮助，但要最后确立或排除睡眠呼吸暂停综合征的诊断，必须通过多导生理记录仪进行正规的睡眠呼吸监测来实现。

正确的诊断是有效治疗的保证，误诊常可导致误治，患者往往辗转数年，从一个医院到另一个医院都得不到有效的治疗，精神及经济都蒙受巨大的损失，有的患者甚至长期误服安眠药，病情反而加重。对睡眠呼吸暂停综合征的诊断不仅要明确患者是否患有该疾患，若是，同时要明确是阻塞性、中枢性，还是以混合性为主，以及三种睡眠呼吸暂停各占多大比例；还要了解病情的严重程度、找出睡眠呼吸暂停的可能病因、指导选择合适的治疗方案。我们将这一诊断目标简称为"是不是、重不重、如何治"，只有能够初步回答了这几个问题的诊断，才是一个较为完整的诊断。

Ⓠ 如何了解睡眠呼吸暂停综合征患者白天嗜睡的程度？

嗜睡是睡眠呼吸暂停综合征患者最典型的临床表现之一，也是影响患者工作、生活，从而促使患者积极求治的一个重要原因。但嗜睡的出现是一个缓慢的过程，不同的人对睡眠质量不好及缺少睡眠的耐受程度也不同，因而除非嗜睡的表现已十分明显，许多患者并不认为自己的睡眠有什么异常，当医生问到"你是否嗜睡"时，大多数患者会说"没有"。加之目前世界上还缺少准确有效地评价嗜睡程度的客观方法，所以对嗜睡严重程度的评价较为困难。测定睡眠潜伏期（即在一间黑屋子里，测定患者从躺在床上到进入睡眠状态所需的时间）发现睡眠呼吸暂停综合征患者的睡眠潜伏期缩短是一种客观评价严重程度的方法，但其与正常人的测定结果有很多重叠，测定方法又烦琐复杂，所以目前许多医院都是通过问卷调查的形式来初步了解患者是否有较明显的嗜睡。

Q: 什么程度的呼吸暂停将被诊断为睡眠呼吸暂停综合征？

睡眠呼吸暂停综合征最早的诊断标准是由美国斯坦福大学的研究人员在 20 世纪 70 年代提出来的。他们经过调查发现，正常人在睡眠中呼吸暂停的频率，即每小时的呼吸暂停的次数很少超过 5 次，因而将每小时呼吸暂停 5 次以上，或在 7 小时睡眠中呼吸暂停超过 30 次的患者诊断为睡眠呼吸暂停综合征。

随着经验的增多、认识的不断深入，人们发现在睡眠时有些患者的呼吸虽然并未完全停止，但吸入的空气量明显减少，不足以维持人体的正常需氧量而出现缺氧，其临床意义与睡眠呼吸暂停综合征相同。因而就将呼吸气流减少到正常的 20% ～ 50%，同时伴血氧饱和度下降 4% 以上的呼吸紊乱称为低通气，只要患者在睡眠中呼吸暂停和睡眠低通气的总次数超过每小时 5 次，就可以诊断为睡眠呼吸紊乱综合征，习惯上称之为睡眠呼吸暂停综合征。

尽管有些研究中心对这个人为的诊断标准持有异议，对老年人及婴幼儿患者的适用性不太好，但它仍然是目前世界上许多睡眠中心包括我国广泛采用的诊断标准，结合患者的临床状况，其对治疗有指导价值。

请注意：在睡眠时，出现 10 秒以上的呼吸气流消失，即称为呼吸暂停；呼吸气流并未完全停止，只是减少到原来的 20% ～ 50%，同时伴血氧饱和度下降 4% 以上的呼吸紊乱称为低通气，睡眠呼吸暂停或和睡眠低通气的频率超过每小时 5 次以上，即可诊断为睡眠呼吸暂停综合征。

Q: 睡眠呼吸暂停综合征需要与哪些疾病进行鉴别?

睡眠呼吸暂停综合征的临床表现复杂多样,与其他系统的许多疾病关系密切,除了易被误诊为心脏病、神经症等疾病外,一些以嗜睡为主要临床表现的患者也易被误诊为睡眠呼吸暂停综合征。

引起白天嗜睡的原因很多（表 4-1）,除了发作性睡病外,睡眠时肌肉的痉挛、腿部抽动都可以影响睡眠;周期性嗜睡病、其他一些中枢神经系统病变引起的嗜睡,都应与睡眠呼吸暂停综合征鉴别,应用多导生理记录仪进行睡眠呼吸监测有重要价值。

表 4-1　引起成年人白天嗜睡的常见原因

内因	外因	生物节律紊乱	其他
发作性睡病	睡眠习惯不好	时差	抑郁症
周期性嗜睡症	环境原因	倒班	酒精成瘾
原发性嗜睡症	睡眠不足	睡眠 - 觉醒周期不规律	帕金森病
外伤后嗜睡	服用镇静安眠药	睡眠时相延迟	
腿多动	饮酒		
睡眠呼吸暂停综合征			

Q: 可以通过影像学检查诊断睡眠呼吸暂停综合征吗?

影像学检查对发现阻塞性睡眠呼吸暂停综合征患者上气道解剖结构的异常有重要意义,通过对患者上气道结构及功能变化的影像学检查,可以了解睡眠呼吸暂停综合征发病的相关因素,指导临床治疗方案的选择。

针对睡眠呼吸暂停综合征患者上气道的影像学检查可了解以下几方面情况。

（1）颅咽结构 X 线照相测量最早用于评估颌面部的生长发育状况、分析牙齿及骨骼结构的畸形。对于睡眠呼吸暂停综合征患者，它可以发现引起上呼吸道狭窄的下颌发育畸形、缺陷，舌骨位置下移，这些都可引起舌头的位置异常；还可以看到软腭低垂、悬雍垂粗长所致的上气道狭窄；结合钡餐透视、拍片可见增生的腺样体阻塞上呼吸道。

（2）X 线透视摄像术可用于观察和记录睡眠呼吸暂停发生时，上呼吸道阻塞的发生过程，发现上气道最先阻塞的部位；了解患者清醒时上气道最狭窄的部位。

（3）CT 扫描主要观察气道及其周围的结构，可测量气道的横段面积，特别是近年来发展起来的快速 CT 扫描，可以了解在一个呼吸周期中，上气道变化的动态过程。

（4）磁共振成像能更精确地显示上气道结构。将手术治疗前后对比可发现，治疗后上气道的体积明显增加。

（5）胸部 X 线检查还可确定患者是否存在心肺疾患，头颅的磁共振成像检查有利于发现脑干区的肿瘤及血管改变。

第五节

睡眠呼吸暂停综合征婴幼儿和老年患者

Q: 新生儿及婴儿也会发生睡眠呼吸暂停综合征吗?

新生儿及婴儿一天中的大部分时间在睡眠中度过，快速眼动睡眠所占比例极大，在这一睡眠时期，呼吸紊乱最易发生。新生儿及婴儿全身各个系统，特别是神经系统功能发育尚不完善，呼吸中枢的反馈调节功能也不稳定，特别是早产儿在睡眠时更易发生睡眠呼吸暂停。

新生儿及婴儿的生理特点不同于成年人，睡眠呼吸暂停对其健康的危害比成人更大。新生儿及婴儿生长发育旺盛，睡眠呼吸暂停所致的缺氧、睡眠紊乱及呼吸运动异常，常会引起重要器官结构功能的改变，如智力受损、胸廓发育畸形等，同时它也是可能引起新生儿猝死的重要原因。

Q: 新生儿及婴儿睡眠呼吸暂停综合征如何诊断?

新生儿及婴儿的睡眠呼吸紊乱除了包括阻塞性、混合性及中枢性睡眠呼吸暂停，呼吸节律紊乱也十分常见。与成人不同的是他们的睡眠呼吸暂停以混合性为主，中枢性次之，而阻塞性睡眠呼吸暂停所占比例最少。

正常新生儿及婴儿在睡眠中也可发生呼吸暂停，但出生后几个月内超过 15 秒者不多见。在美国儿科学会的研究报告中，将新生儿及婴儿睡眠中超过 20 秒的呼吸停止视为异常（成人 10 秒以上的呼吸停止视为异常）。新生儿和婴儿如果睡眠呼吸暂停持续的时间不到 20 秒，但已经引起心动过缓、发绀、苍白或氧饱和度下降，也视为有病理意义。

Q: 新生儿及婴儿睡眠呼吸暂停综合征有什么表现？

新生儿及婴儿睡眠呼吸暂停综合征患者中，两个最主要的临床表现为睡眠动作异常及睡觉打鼾。①细心的父母常可见患儿睡眠时的呼吸时断时续、手脚乱动，仔细观察还可见患儿面部、指端间断青紫。②新生儿及婴儿不满三个月的很少打鼾，该病新生儿和婴儿患者发出的鼾声也不像成人那样吵得四邻不安，有时可表现为睡眠时发出奇怪的声音，一般不会引起家长的重视。新生儿不会说话，许多症状都不典型，父母掌握有关新生儿睡眠呼吸暂停综合征的基本知识，仔细观察患儿的异常表现，对尽早诊断、治疗十分重要。

Q: 新生儿及婴儿睡眠呼吸暂停综合征对患儿有什么影响？

睡眠呼吸暂停综合征对患儿心血管系统的影响尤其明显，睡眠呼吸暂停发生后 5 ～ 10 秒，即可见患儿的心率快速下降；20 秒后即可出现口唇、指端青紫。有些患儿由于延误诊治，一入院即表现为心功能不全，病情危重，需积极抢救。长此以往会使患者发育迟缓，也可能会引起新生儿猝死。

Q: 婴儿睡眠呼吸暂停综合征会导致婴儿猝死吗？

婴儿的睡眠呼吸暂停综合征可能是婴儿猝死的原因之一，因为两者都在睡眠中发生，一些猝死婴儿的尸体解剖也证明其肺部的病理改变符合窒息所致；而且睡眠呼吸暂停与猝死患儿都可能存在上呼吸道解剖及呼吸中枢控制功能异常；同时在猝死患儿的家族中，睡眠呼吸暂停引起成人猝死的发生率增加。睡眠呼吸暂停虽然不能完全解释猝死患儿的死因，但有证据表明，它确实是婴儿猝死综合征患儿猝死的元凶之一。

Q: 新生儿及婴儿睡眠呼吸暂停综合征与成人睡眠呼吸暂停综合征有什么区别？

新生儿及婴儿睡眠呼吸暂停综合征病因有别于成人，分为以下几个方面。

（1）先天性疾患如先天性心脏病、颌面部畸形、先天性呼吸道狭窄。

（2）感染：无论是细菌感染还是病毒感染引起的感冒都可增加睡眠呼吸暂停的次数，延长睡眠呼吸暂停的时间。

（3）镇静催眠药物过量、上气道局部麻醉都可以抑制呼吸，母亲在怀孕期间吸毒会严重损害胎儿的中枢神经系统，新生儿及婴儿出生后易发生睡眠呼吸暂停。

（4）呕吐、腹泻引起的水电解质失衡，先天性的内分泌代谢异常也会引起短暂的呼吸停止。

（5）引起上呼吸道阻塞的肿瘤，如脑干肿瘤。

（6）贫血、癫痫、胃食管反流、产伤、新生儿窒息等。

Q: 什么因素会引起新生儿及婴儿睡眠呼吸暂停?

睡眠呼吸暂停在早产儿及低体重儿中十分常见。出生时体重低于 1000 g 者，80% 以上会出现睡眠呼吸暂停，出生后随着体重增加，睡眠呼吸暂停会逐渐消失；胎龄不满 30 周的早产儿，80% 在睡眠时会出现呼吸暂停；胎龄在 30～31 周出生的早产儿，50% 在睡眠时会出现呼吸暂停；胎龄在 32～33 周出生的早产儿，14% 在睡眠时会出现呼吸暂停；胎龄在 34～35 周的早产儿，7% 在睡眠时会出现呼吸暂停。

除了发育不成熟，新生儿窒息、感染、低血糖及颅内出血也是早产儿发生睡眠呼吸暂停的重要原因。部分患儿的阻塞性睡眠呼吸暂停是由面部发育畸形而引起，死亡率高达 20%～30%。此外，不适当的喂养方法也会引起睡眠呼吸暂停。在吃奶时，新生儿及婴儿常会因用力吸吮而使口咽气道关闭，所以哺乳时，母亲应不时地刺激婴儿呼吸，防止呼吸暂停的发生；尽量不在患儿仰卧位或睡觉时哺乳。

Q: 发现孩子有睡眠呼吸暂停表现时应该怎么办?

在我国，目前对儿童睡眠呼吸暂停综合征的认识较少，以下做法可有效避免、减少儿童出现睡眠呼吸暂停综合征：①在怀孕期间，母亲要戒烟、戒酒，避免使用可能损害胎儿的药物。②婴儿出生后正确喂食，婴儿睡眠时勿让其吸吮乳头。③保持婴儿正确的睡姿，头略侧偏。④注意观察，如果患儿睡眠时频繁发生呼吸停止，甚至出现苍白、发绀等表现，考虑婴儿猝死综合征，需要积极就医，完善呼吸监护。

国外有一种家庭应用的简易的睡眠呼吸暂停监测仪，将其传感器放在患儿的鼻部或腹部，可感受患儿气流及呼吸运动的变化，如果呼吸停止、气流消失的时间超过 20 秒，报警器将发出响声，提醒家长或医生注意。我国目前也有类似产品，通过热敏电阻很敏感地监测呼吸气流的变化，除报警外，还连接自动救护装置。因其敏感性较高，除非仪器故障，一般不会漏掉威胁生命的睡眠呼吸暂停。由于其设计简便，使用方便，适宜在家庭中应用，特别是对早产儿、婴儿发生上呼吸道感染时，持续监护的应用价值高。如果家长再学习一些简单的急救知识，必将对抢救患儿的生命、使患儿度过危险阶段有很大的益处。

Q: 儿童睡眠呼吸暂停综合征的特点是什么？

睡觉打鼾及呼吸暂停在儿童期的患病率较低，国外大规模的调查显示：在 4～6 岁的儿童中，打鼾者占 7%～9%，睡眠呼吸暂停者占 0.7%，男女差别不明显。由于儿童正处在生长发育期，睡眠呼吸暂停对身体健康的影响不容忽视。此外，由于他们不同于成人及幼儿的生理特点，在诊断及治疗上都有其特殊性。

（1）就诊原因不同，5 岁以下的儿童在睡眠时受到父母的关注较多，因而许多夜间症状易被父母发现；而学龄儿童就诊最多的原因是上课犯困、智力差、记忆力不好、易犯懒、学习成绩差、白天行为异常或性格古怪等，这些都容易被误诊为精神疾病。

（2）显著不同于成人的临床特点是儿童睡眠呼吸暂停综合征患儿中，嗜睡者较少，而夜惊、夜间睡眠动作异常及遗尿患儿较多。

（3）由于腺样体、扁桃体增生，加上打鼾时干、冷气流的刺激，经常发生上呼吸道感染，这又进一步加重了睡眠时上呼吸道的阻塞，因此患儿不仅夜间出现睡眠呼吸暂停，白天也有憋气表现。

（4）智力受损、记忆能力下降、注意力不够集中。

（5）生长发育迟缓在儿童睡眠。呼吸暂停综合征患者中表现十分突出，患儿往往体型瘦弱，体重低。典型患儿酷似佝偻病，面容呈典型的"腺样体肥大面容"，眼间距宽，面容呆板，面部低平，脸型狭长。我们曾见过一名 7 岁患儿，体重不足 25 kg，在其清醒状态下可见双侧扁桃体增生明显，咽后壁淋巴组织增生，上呼吸道几乎完全堵塞；由于长期用力呼吸，肋骨及胸廓变形，肋骨下端内凹十分明显。

（6）有的研究表明，夜间睡眠呼吸暂停与儿童癫痫的关系密切。

Q: 儿童睡眠呼吸暂停综合征如何进行诊断和治疗？

儿童睡眠呼吸暂停综合征的诊断和治疗与成人基本相同，但儿童患者的发病与扁桃体肥大、咽后壁淋巴组织增生的关系密切。一般来讲，2 岁以后，这些组织开始增生，5～6 岁逐渐退化，如果由于慢性炎症或其他原因而持续增大者，会造成上呼吸道狭窄，引起睡眠打鼾及睡眠呼吸暂停，特别是在寒冷地区生活的儿童，睡眠呼吸暂停的发生受其影响的可能性更大。

曾有报道，东北地区 30 例 3 ～ 11 岁的患儿都有腺样体增生肥大，其中的 25 例有睡眠时张口呼吸；5 例耳鸣、听力减退，检查发现耳膜内陷；9 例磨牙；3 例尿床；3 例只能取膝胸卧位或坐位在手推车中睡眠，痛苦极大。

手术切除增生的扁桃体及腺样体等软组织，对儿童睡眠呼吸暂停综合征患者常可取得理想的治疗效果。

Q: 老年人的睡眠呼吸暂停综合征有什么特点?

一般情况下，老年人早睡早醒，总的睡眠时间少于青年人，科学的监测也发现老人夜间易醒、深睡期减少、总睡眠时间减少、睡眠质量下降。年龄增加、退休、服用多种影响睡眠的药物、合并其他疾病等都可以影响老年人的睡眠。

进一步的调查发现，打鼾及睡眠呼吸暂停在老年人中十分常见，几乎一半的老年人在睡眠时出现呼吸紊乱，它们对老年人健康的危害不可低估。可惜的是，无论是患者自己还是家属或许多非该领域医生，都很少将老年人的高血压、心律失常、脑血管疾病、睡眠不好等与夜间睡眠时的呼吸紊乱联系在一起，对老年人睡眠与疾病的关系认识不足，甚至存在许多错误的看法。

与中年、青年患者相比，老年人的睡眠呼吸暂停综合征有以下特点。

（1）在睡眠呼吸暂停综合征老年患者中，重度者较少，因而积极要求治疗者相对少，但老年人的睡眠呼吸暂停对其健康危害较大，因为老年人多合并全身性疾病，呼吸暂停引起的缺氧可以导致高血压、心脏缺血、心律失常，加重肺病病情，容易致使老年人夜间死亡。

（2）老年人失眠者较多，常服用安眠药物，易加重已经存在的睡眠呼吸暂停。

（3）老年人智力有所减退，本身就爱忘事，所以容易将睡眠呼吸暂停综合征引起的一些神经、精神症状归于"老了，不中用了"；殊不知，长期睡眠呼吸暂停导致的明显缺氧、睡眠紊乱在老年人的智力、记忆力减退中起了一定作用。已有研究表明，经过治疗，去除睡眠呼吸暂停后，老年人的记忆力和反应性均有所提高。

第六节

腭垂腭咽成形术（UPPP）

Q: 腭垂腭咽成形术是什么？

阻塞性睡眠呼吸暂停综合征是由睡眠时咽喉气道阻塞引起，如果能够通过手术彻底切除堵塞上呼吸道的部分软组织以保持上呼吸道通畅，应当是最理想的办法了。许多医学工作者都做了不少这方面的探索。

早在 1952 年，就有人用腭垂腭咽成形术（UPPP）治疗睡眠打鼾。1981 年，一位日本人最先提出应用该手术治疗阻塞性睡眠呼吸暂停综合征。其主要方法是通过手术将悬雍垂、软腭及咽侧壁多余的软组织（包括扁桃体等）切除，以扩大口咽气道。具体的手术方式多种多样，有的只切除粗长的悬雍垂，有的要同时切除大部分的软腭，甚至咽侧壁多余的软组织皱褶。

20 世纪 80 年代初期，该手术在美国很快成为治疗阻塞性睡眠呼吸暂停综合征的常规方法。但由于其疗效有限，又不能降低患者的远期死亡率，在 20 世纪 80 年代末期，应用逐渐减少，逐渐被其他更有效的治疗手段所替代。

在我国，由于开展睡眠呼吸暂停综合征的诊断及治疗较晚，加之新的治疗手段推广不够，目前，一些医院仍将 UPPP 列为治疗阻塞性睡眠呼吸暂停综合征的首选甚至唯一手段。医务人员及患者应全面了解睡眠呼吸暂停综合征的有关知识，改变这一现状，跟上国际治疗水平，避免走弯路。

Q: 患者选择手术治疗前应该明确哪些问题？

（1）我的睡眠呼吸暂停是以什么类型（阻塞性、中枢性、混合性）为主？

（2）我的睡眠呼吸暂停严重吗？每小时睡眠呼吸暂停多少次，缺氧严重吗？

（3）我是否肥胖，睡眠呼吸暂停的发生与脖子短是否有关？

（4）我的舌头是否肥大，睡眠呼吸暂停的发生与睡觉时舌根后坠有没有关系？

（5）我的下颌骨发育正常吗？有无小颌、下颌后缩？睡眠呼吸暂停的发生与下颌畸形有无关系？

（6）我的软腭是否很低，悬雍垂是否很长，扁桃体是否增大，这些是否是引起睡眠呼吸暂停的主要原因？

（7）我有无患甲状腺功能减退的风险？

（8）必要时可要求医生做咽喉镜看一看上呼吸道情况。

（9）手术后仅仅是鼾声小了，还是能使我的睡眠呼吸暂停减轻、消失？我的睡眠呼吸暂停在手术后能否降低到一个对我的健康没有危害的水平？

（10）手术后我应该如何复查？还需要进一步治疗吗？

明白了这些问题，会有助于患者自己决定是否进行UPPP手术。

Q: 哪些睡眠呼吸暂停综合征患者适合行 UPPP 手术?

（1）阻塞性睡眠呼吸暂停综合征患者：上气道的阻塞部位在口咽部，即软腭、悬雍垂，扁桃体肿大是睡眠呼吸暂停的主要原因。

（2）睡眠呼吸暂停指数大于 5 次 / 小时，但小于 20 次 / 小时。

（3）睡眠时的低氧血症不太严重。

（4）血压稍高或不高。

（5）无心脏功能严重受损。

（6）下颌发育正常，无舌体肥厚、短颈，脂肪沉积不太明显。

（7）无肥胖，或者虽有肥胖但程度不太重，术后体重长期不会有明显增加。

以上各点只是相对而言，对一个具体的患者，需要根据患者自身的实际情况，决定患者是否适合手术。尽管如此，还是有一定数量的睡眠呼吸暂停综合征患者在 UPPP 术后不能达到满意的治疗效果，因此术后阶段性复查是十分重要的，一旦发现睡眠呼吸暂停未得到有效改善，应积极采取其他措施治疗，如经鼻气道持续正压通气。

Q: UPPP 治疗睡眠呼吸暂停综合征的效果好吗?

要确定 UPPP 手术对睡眠呼吸暂停综合征的治疗效果如何，首先要明确判定疗效的标准。对于一个单纯性打鼾者，手术的治疗目的是减轻鼾声，那么数据表明，90% 的患者在术后的鼾声都会大大减弱，效果是不错的。但事实上，对患者危害最大的是睡眠呼吸暂停，睡眠呼吸暂停综合征患者的治疗的目的是要去除它，从而改善夜间低氧血症及睡眠紊乱，降低死亡率，延长寿命。

所以，一个睡眠呼吸暂停综合征患者在向医生咨询手术的可能疗效时，医生可能会告诉患者手术成功的概率是 50%，所谓的成功并不是指手术会彻底消除睡眠呼吸暂停，而是指把患者的呼吸暂停次数降低到原来的一半以下。

Q: 如何判断 UPPP 的效果？

UPPP 手术的疗效与手术方式与咽部软组织切除的多少有直接关系。UPPP 手术的术式多样，在国内，目前还没有统一规范的手术标准，应选择有经验的耳鼻喉科医生来进行手术。

现在，国际上判断 UPPP 疗效较为通用的标准是，将术后患者的睡眠呼吸暂停指数下降 50% 作为治疗有效，大约 1/2 的患者可达到这一水平。也就是说，一个睡眠呼吸暂停指数为 60 次 / 小时的睡眠呼吸暂停综合征患者，如果术后睡眠呼吸暂停次数变为每小时 28 次，就可以认为手术有效。

不依靠多导生理记录仪对睡眠呼吸监测的结果，单纯凭主观评价，不能说明手术是否有效。例如，虽然 UPPP 术后 90% 的睡眠呼吸暂停综合征患者的鼾声会大大减低，可其中的绝大多数患者在睡眠时仍会发生频繁的呼吸暂停、缺氧，睡眠紊乱依旧严重威胁患者的健康。所以，患者家属要了解手术是否有效，不仅要听鼾声的高低，更要看患者睡眠时是否还有呼吸暂停出现。有些患者在术后自述白天嗜睡有所减轻，但国外的研究发现，他们之中只有少数人的睡眠呼吸暂停次数明显减少，也就是说，患者的自我感觉也未必准确。

Q: UPPP 安全吗?

UPPP 手术是治疗睡眠呼吸暂停综合征最常用的手术治疗方法，已有十几年的应用历史，在国内的应用也较多。与胸腹部的大手术相比，它不涉及较大的血管、神经，较为安全，术后并发症也较少。但毕竟是手术，它会有一定的创伤性，加之睡眠呼吸暂停综合征患者均长期缺氧，常合并心脑血管及其他系统的疾病，术中及术后须严格监护。

Q: UPPP 有什么风险?

手术最大的危险是患者因窒息而死亡。国外报道与 UPPP 手术有关的死亡率大约是 1%，国内也有手术过程中及术后死于窒息的病例报道。麻醉是引起窒息死亡的重要原因。手术前或全身麻醉过程中使用镇静剂，可在一定程度上抑制患者的呼吸，增加了窒息的危险性。

国外施行 UPPP 手术大多在全身麻醉下进行，这样就必须通过气管插管来保持呼吸道的通畅，插管常会造成一定的损伤，引起咽喉气道水肿或下咽部肿胀。术毕拔管后，易发生气道阻塞，危及生命；另外，麻醉后插管不顺利或不成功，也可引起窒息死亡。国外报道的死亡病例除了麻醉窒息，还有术后水肿、分泌物潴留所致窒息者。

国内的 UPPP 手术大多采取局部麻醉进行，痛苦相对大，但麻醉窒息的概率较小，但由于睡眠呼吸暂停综合征患者的咽腔本来就狭窄，上气道易塌陷，故局部麻醉药物的影响也不可低估。行气管切开术是防止这种致命性并发症的最有效的方法。

Q: UPPP 是一劳永逸的吗？

UPPP 手术对约 50% 的睡眠呼吸暂停综合征患者效果不理想，即使在治疗有效的睡眠呼吸暂停综合征患者中，仍有一大部分需要其他手段的治疗。虽然这部分患者的呼吸暂停指数降到原来的一半以下，但睡眠呼吸暂停指数仍较高，在 5 次 / 小时以上，有的甚至超过 20 次 / 小时，夜间低氧血症仍较严重，睡眠紊乱及白天嗜睡依然存在。

UPPP 术后，不少睡眠呼吸暂停综合征患者会出现更多的睡眠低通气或中枢性睡眠呼吸暂停。长期随诊发现，随着时间的延长，部分 UPPP 手术治疗有效的睡眠呼吸暂停综合征患者的睡眠呼吸暂停仍会逐渐加重，手术的远期效果远低于 50% 。只有极少数睡眠呼吸暂停综合征患者能够经过 UPPP 手术而一劳永逸，他们还不到所有手术患者的 1/5。

Q: UPPP 术后恢复及预后如何？

我们的经验是，睡眠呼吸暂停综合征患者在 UPPP 手术后半个月内，由于刀口局部水肿、充血，治疗效果可能不会太明显；等伤口彻底愈合后，鼾音可能会减低，白天嗜睡有所好转。术后 3 个月至半年后，许多睡眠呼吸暂停综合征患者的家属就会发现，患者的睡眠呼吸暂停次数逐渐恢复到术前的水平，甚至较以前更重，患者的自觉症状也会加重，此时是许多患者在手术后再次就诊的时候。

UPPP 手术不会改善睡眠呼吸暂停综合征患者的远期预后，不会降低其死亡率，不会延长患者的寿命，也就是说，UPPP 手术后，睡眠呼吸暂停综合征患者的死亡率并不比自然死亡率有明显下降。9 年后的死亡率为 40%，比应用气道正压通气治疗的患者死于心血管疾病的概率要大。

Q: UPPP 治疗的局限性是什么？

睡眠呼吸暂停综合征的病因复杂，发病机制不明。引起睡眠呼吸暂停的原因既有上呼吸道解剖狭窄的问题，也有大脑呼吸中枢控制功能的缺陷及咽部肌肉张力降低等因素。手术只能解除部分解剖狭窄，而对引起上气道塌陷的功能性因素难以奏效。

咽气道由鼻咽、口咽、喉咽部组成，睡眠呼吸暂停的发生可以是其中任一部位或几个部位同时陷闭所致。而 UPPP 手术只能解决口咽周围的软腭、悬雍垂等软组织所致的呼吸道阻塞，对喉咽部的陷闭无能为力。

除了咽气道周围的软组织可以使上呼吸道狭窄、塌陷而出现睡眠呼吸暂停，上气道周围的骨性结构异常，如小颌畸形、下颌后缩、短颈、舌骨下移均可使上气道明显缩小，特别是舌体肥大者睡眠时，舌根易后坠堵塞上气道而发生呼吸暂停，这都是 UPPP 手术所不能解决的。

Q: 为什么 UPPP 治疗睡眠呼吸暂停综合征会失败？

有些患者的睡眠呼吸暂停十分严重，睡眠呼吸暂停次数多、持续时间长，手术治疗效果不太好。例如，每小时的呼吸紊乱次数在 40 次以上的睡眠呼吸暂停综合征患者，UPPP 手术的治疗效果就不好。

UPPP 手术只对部分阻塞性睡眠呼吸暂停综合征患者有效，如果患者是以中枢性、混合性睡眠呼吸暂停或睡眠低通气为主，手术效果不理想。

肥胖是决定 UPPP 手术成功与否的一个重要因素。颈部肥胖可加重上呼吸道的阻塞，我们曾有数十例肥胖的睡眠呼吸暂停综合征患者，通过咽喉镜检查发现，咽喉气道壁的软组织皱褶明显增厚，脂肪沉积增加，在患者清醒状态下即可见气道狭窄十分明显。UPPP 手术难以奏效。

UPPP 术后数周复查显示手术成功的睡眠呼吸暂停综合征患者，将来仍有可能出现睡眠呼吸暂停次数增加。术后的体重增加、老年性功能退化、长期饮酒都与手术效果不能长期维持有关。手术后形成的瘢痕收缩致呼吸道狭窄也是手术失败的原因之一。所以，在 UPPP 手术后，仍需严密注意睡眠呼吸暂停综合征患者病情的变化。

Q: 什么样的睡眠呼吸暂停综合征患者适合 UPPP 治疗？

为了确定什么样的睡眠呼吸暂停综合征患者适合 UPPP 手术治疗，医生做了大量的研究工作。可以通过仔细进行体格检查、头颅 X 线照相了解下颌结构是否异常，在术前预测 UPPP 手术的效果；通过上气道的 CT、磁共振成像检查了解咽腔大小；行咽喉镜测量了解上气道结构、确定睡眠时上气道阻塞的部位等。

可惜的是，到目前为止，对一个具体的患者还很难预测UPPP 手术能否有效。要想了解 UPPP 手术对自己的疗效如何，应当在手术前向诊治睡眠呼吸障碍的专业医生及有经验的耳鼻喉科医生仔细咨询。

Q: 哪些患者需要做预防性气管切开术?

国内的研究者总结了一组病例后，建议有以下情况的重症睡眠呼吸暂停综合征患者在 UPPP 术前应考虑预防性气管切开：①夜间睡眠时的最低血氧饱和度＜ 50%；②睡眠呼吸暂停指数＞每小时 50 次；③合并较严重的心、肺、脑并发症；④有严重的缺氧表现；⑤体胖、颈粗短、舌根肥厚。

大多数患者经气管切开后，在局部麻醉下行 UPPP 手术，术后数天即可封闭气管切开刀口。有一部分患者因病情太重，需先通过气管切开逐渐改善其缺氧状况，使心、肺等系统的并发症有所好转后，再择期行 UPPP 手术。

合并存在心、脑、肺、糖尿病等疾病的睡眠呼吸暂停综合征患者，如果术前缺氧严重，最好在经过无创性正压通气治疗一段时间后，待缺氧明显改善、心肺功能好转后，再行 UPPP 手术，有人认为这样可以替代术前预防性气管切开。手术中还要严密监测心电及血氧饱和度，以防意外事故的发生。

Q: UPPP 有哪些并发症?

UPPP 手术后咽部疼痛较为剧烈，有的可能持续 1 周左右，应用镇痛药物时应该注意其抑制呼吸的不良反应。

术后吞咽功能障碍也不少见，一般在术后两周内出现，表现为进食、进水时，饮食反流入鼻腔。生理情况下，经口进食、进水后，在咽部要受到软腭的阻挡，经后咽进入食管。由于UPPP手术切除了软腭及悬雍垂，患者易发生反流，但随着时间的延长，会逐渐恢复。少数患者会长期出现吞咽功能障碍，多因手术时切除的软组织过多，损伤了有关的肌肉所致。

术后伤口局部出血也较为常见。出血多发生于手术后数小时内，出血量一般较少，但出血易引起上呼吸道阻塞，故仍需高度重视。术后伤口开裂，与伤口张力过大、缝合不好、局部感染及肿胀有关，应积极处理。

鼻咽部狭窄及闭锁是UPPP手术的远期并发症，与手术过程中损伤太大、缝合不好、刀口感染、愈合不良有关。

UPPP手术可以使部分人的发音改变，虽然出现的概率很小，声音改变也不大，但对于从事特殊职业的患者，如歌手、演员、播音员，影响较大。

Q: UPPP 对后续应用持续正压通气治疗有什么影响？

引起人们注意的另一个UPPP术后并发症就是UPPP手术对下一步应用持续正压通气治疗的影响。有一部分睡眠呼吸暂停综合征患者即使在UPPP手术后，仍需应用持续正压通气治疗。UPPP手术切除软腭及悬雍垂后，不仅可以使通过口腔的饮食反流入鼻腔内，而且也会失去这些软组织对气流的阻挡作用，所以在应用持续正压通气治疗时，高速气流经鼻腔进入咽部，就有可能经口而漏气，从而使正压通气治疗效果减弱。

Q: UPPP 手术后需要随诊吗?

确诊为睡眠呼吸暂停综合征且经 UPPP 手术治疗的患者，在手术后 1 个月（伤口痊愈、水肿消退后），应用多导生理记录仪进行睡眠呼吸监测，了解手术的效果，手术失败者改用持续气道正压通气（CPAP）治疗。术后 1 个月复查睡眠呼吸暂停明显减轻或消失者，术后半年、1 年、1 年半（甚至 2 年）仍需进行睡眠呼吸监测，因为不少患者在术后半年开始出现睡眠呼吸暂停加重。

第七节

持续气道正压通气（CPAP）

Q: 治疗睡眠呼吸暂停综合征的方法首选是什么？

1984 年，有两位世界知名的睡眠呼吸障碍诊疗专家撰文：要想说清楚手术及非手术治疗睡眠呼吸暂停综合征的疗效孰优孰劣，就像想将麦粒与麦麸分开一样，实非易事。当时应用持续气道正压通气（CPAP）治疗睡眠呼吸暂停综合征已有 3 个年头了，但其疗效仍未被广泛认可。

10 年之后，这个问题的答案就显而易见了，在全球范围内，仅 1993 年，用来治疗睡眠呼吸暂停综合征的持续气道正压通气机（即 CPAP 呼吸机）的销量就达 10 万台，购机的直接医疗费用达 1 亿美元，CPAP 已成为治疗睡眠呼吸暂停综合征的首选方法。

Q: 为什么 CPAP 能够治疗睡眠呼吸暂停综合征？

CPAP 是英文 Continuous positive airway pressure 的缩写，译成中文的意思是"持续气道正压通气"。

在日常生活中，当我们吸气时，肺内压力低于大气压，气流即进入肺，当二力平衡时，吸气停止；呼气时，肺内压力高于大气压，气体呼出，当肺内压不断增高，并与大气压相等时，呼气中止。应用 CPAP 后，吸气时，有一个压力促使气体进入肺内，呼气时同样存在一个附加压力，阻止气体呼出。这个附加的压力在吸气相及呼气相都起作用，而且大小无改变，故称之为持续气道正压。

睡眠呼吸暂停发生的关键在于上气道的阻塞，应用 CPAP 治疗睡眠呼吸暂停的主要原理就是通过给上气道的局部施加适当的压力，以防止其塌陷。此外，通过高速气流对上气道内一些局部反射的刺激而增加上气道扩张肌肉的活动，也可能起一定作用。

Q: CPAP 呼吸机是由哪些部分构成呢?

治疗睡眠呼吸暂停综合征的 CPAP 呼吸机包括以下几个部分：一个舒适、轻便、弹性好的鼻罩（在睡眠时通过头带被固定在患者的鼻部，不包括口）；一根柔软的通气管道（一端连接鼻罩、一端与气泵相连）；气泵和湿化器。

气泵产生的高速气流通过软管进入上呼吸道，在咽气道局部形成一个正压。调节气泵产生压力的大小至一个适当的数值，即可防止患者睡眠时上气道塌陷，避免呼吸暂停的发生。为了减轻干燥空气对上呼吸道的刺激作用，通常在吸气回路中连接一个湿化器。

CPAP 的压力用厘米水柱（cmH_2O）表示，就像用毫米汞柱（mmHg）来表示大气压一样，一般的 CPAP 呼吸机的设定压力范围在 4 ～ 20 cmH_2O。

Q: CPAP 呼吸机的鼻罩有什么特点?

1981 年，澳大利亚的沙利文医生第一次应用 CPAP 治疗阻塞性睡眠呼吸暂停综合征，取得了良好的效果。但是由于鼻罩不太舒服，并未得到推广使用。之后通过医生们与工程技术人员的几经改进，现在已经可以大批量生产轻便、舒适、适合不同人应用的鼻罩。

（1）鼻罩的材料：鼻罩由聚硅酮材料制成，它吸收面部的油脂较少，延缓了老化的速度。

（2）鼻罩的大小：在使用过程中，要求鼻罩不仅能够防止漏气，而且舒适。患者可以在医生的指导下，应用鼻罩测量器选择适合自己脸型的鼻罩。一般来讲，与自己脸型相配的最小型号即是最适型号。

患者使用鼻罩测量器时要注意：①测量器向上要达到根部；②测量器的左右要紧靠鼻翼；③测量器的下方要在鼻子的最下端，即人中穴位的上方。

（3）鼻罩的结构：鼻罩的基本结构主要包括舒适的垫及底盘。有的还配有支持环，但需要与否，视患者的具体情况而定，有的人在应用后更舒适，有的人则不然。为了减轻鼻罩对鼻梁的压迫，可在额部放置隔离垫，许多患者都应用自制海绵垫，效果较理想。在鼻罩上还有两个小孔，可以用来测定鼻罩内的压力或吸氧，患者在使用 CPAP 呼吸机时，应该将其封闭，否则会因漏气而降低鼻罩内的压力水平，影响治疗效果。

Q: CPAP 呼吸机的管道是什么样的?

CPAP 呼吸机的管道一般包括两部分：一部分较短，连接主机与湿化器；一部分较长，连接鼻罩与温化器。

最好选择内壁光滑的螺纹管道，这样既可避免管道的阻力过高，也可减少噪声的产生。连接鼻罩与温化器的管道不宜太短，以便于患者在睡眠时翻身活动，但也不能太长，以防止管道阻力太大或打结，一般在 2 米左右，最长不超过 3.6 米，管道应柔韧、不易折断、在冬天气温较低时不变硬。

Q: 使用 CPAP 呼吸机有哪些注意事项？

（1）排气孔。管道通过一可灵活转动的接口与鼻罩相连，以便让患者在睡眠时进行翻身活动。患者呼出的气经与接口相连的排气孔排出。为了防止呼出气中的二氧化碳气体被重复吸入呼吸道，危害人体健康，排气孔都是经过精心设计的，但产生的噪声较大。

患者在使用 CPAP 时要注意：①排气孔的方向背对患者，以免呼出气流吹拂头脸，引起不适；②应经常检查清洗，以防脏物堵塞排气孔。

（2）湿化器。人在正常呼吸时，吸入的气体具有一定的温度及湿度，在被吸入进肺的过程中，又被进一步加温和湿化，当气管内的温度在 32 ℃时，相对湿度为 95%。应用 CPAP 呼吸机时，气体虽然仍经鼻道进入肺内，但因吸入气道的气体流速较大，湿化不太充分，可对呼吸道产生刺激而引起不适，为了避免这些不良反应，气体在进入上气道之前要进行湿化，甚至温化。可在吸气管道中加一小型湿化器，一般情况下只需一个盛有蒸馏水的湿化器即可，在冬天或气温较低时，可加入温水。比较理想的是应用一恒温湿化器，但价格较贵。

在使用 CPAP 呼吸机时应注意：①睡眠时湿化器的位置最好

低于头，以免水呛入呼吸道或反流入主机；②不要在开机时或湿化器与主机连接时加水；③水量不宜太多。有的进口湿化器有最大加水量的刻度线可供参考。当然，为了保证湿化效果，水量也不宜太少。

（3）头带。鼻罩经头带被固定在鼻部，其大小依患者头颅大小而定。头带也可以自己制作，连接部位都应用活扣，以便患者自己佩戴。

（4）下颌托。有些患者在应用 CPAP 呼吸机的过程中，睡眠时会出现张口呼吸，造成经口漏气、口干，影响治疗效果，应用下颌托可解决这个问题。

Q: 如何将鼻罩固定在鼻部？

患者应在医师的指导下，用头带将鼻罩固定在鼻部，一般可遵循以下步骤进行。

（1）检查鼻罩，保证小孔已被堵塞，调整好头带及鼻罩的位置。

（2）将头带的活扣穿入鼻罩的相应部位，注意保持活扣的扣面朝外。

（3）摁紧活扣，套在患者的头上，仔细调节活扣的松紧度，以保证面罩位置适当，松紧适度，既不漏气，也不引起患者的不适。

（4）连接好呼气接口、管道、湿化器及主机，设定合适的输出压力并开机。

（5）调整鼻罩上方的头带，以保证其在耳朵之上，并与枕部紧紧连接，再调整下方的头带，位置在耳朵下方。

（6）确认鼻罩不漏气、不过紧，让患者躺下后闭口平静呼吸，检查鼻罩周围是否漏气，如反复调整仍不合适，要考虑更换鼻罩。

Q: 如何消毒与清洗管道系统？

为了防止整个管道系统被污染，延长管道的使用寿命，应该做到以下几点。

（1）一人一套管道，不互用，防止交叉污染。

（2）每天以温暖的肥皂水清洗面罩一次。

（3）每周以温暖的肥皂水清洗接口、头带、管道。

（4）清洗后用温水将肥皂水冲洗干净，风干。

（5）主机上进气口的滤膜应每个月更换。

（6）不可应用强力消毒剂清洗，防止加速管道系统的老化。

Q: CPAP 呼吸机可以治疗哪些疾病？

（1）睡眠呼吸暂停综合征：CPAP 呼吸机对阻塞性、中枢性及混合性睡眠呼吸暂停综合征患者都有效，可长期在家庭中应用。此外，重度睡眠呼吸暂停综合征患者行 UPPP 手术前，或者甲状腺功能减退引起的重度睡眠呼吸暂停综合征患者在进行甲状腺素替代治疗之前，短期应用 CPAP 治疗，可以改善缺氧及机体的一般状况。某些单纯性打鼾或上气道阻力综合征患者也可应用 CPAP 治疗。

（2）慢性支气管炎、肺气肿、肺心病患者急性发作，出现呼吸衰竭，或病情稳定后可应用 CPAP 治疗进行康复。

（3）危重哮喘引起的呼吸衰竭。

（4）急性肺水肿，早期成人呼吸窘迫综合征。

（5）重症肌无力及其他神经肌肉性疾病引起的呼吸衰竭。

（6）脊柱畸形等引起的呼吸功能不全，麻醉手术中或手术后通气支持，应用于撤离呼吸机前的过渡。

Q: 哪些睡眠呼吸暂停综合征患者不宜应用 CPAP 治疗？

一般来讲，CPAP 呼吸机无创伤、简便易行、无明显的不良反应，但在睡眠呼吸暂停综合征患者存在以下疾病时，在考虑使用 CPAP 呼吸机时要慎重。

（1）胸部 CT 或 X 线检查发现有肺大疱。

（2）气胸或纵隔气肿。

（3）血压明显降低，休克未得到纠正。

（4）严重的冠心病。

（5）脑脊液漏、颅脑外伤或颅内积气。

（6）急性中耳炎急性。（急性中耳炎好转后可继续应用CPAP治疗）

Q: CPAP 呼吸机对机体有什么影响？

应用 CPAP 呼吸机可以消除睡眠呼吸暂停综合征患者的夜间呼吸紊乱，改善其睡眠结构，从而对睡眠呼吸暂停引起的机体损害及出现的并发症发挥治疗作用。

（1）呼吸系统效应：CPAP 除了可消除夜间呼吸紊乱，对患者白天的血气紊乱也有改善作用；可以使血氧上升、二氧化碳下降、血液的酸碱度恢复正常、肺动脉压降低；还可以提高部分睡眠呼吸暂停综合征患者呼吸中枢的敏感性，增强呼吸肌肉的活动能力。

（2）心血管系统效应：CPAP 可以纠正部分由睡眠呼吸暂停综合征引起的心律失常及高血压、增加心脏的射血量、改善心肌本身的供血功能、降低心血管疾病患者的死亡率。但在 CPAP 压力过高时，可能会明显降低患者的血压时，所以在患者有病理性的低血压时（如休克、大量应用利尿剂、不能进食和进水等情况下），应用 CPAP 需严密观察血压及心率的变化。

（3）消化系统效应：对合并夜间胃食管反流的睡眠呼吸暂停综合征患者，CPAP 可以减少反流的次数，减轻酸性物质对食管的刺激作用，从而改善患者的食管反流症状。

（4）泌尿系统效应：CPAP 治疗可以减少睡眠呼吸暂停综合征引起的尿量增多，使夜间的小便次数减少。

（5）血液系统效应：CPAP 治疗可以使睡眠呼吸暂停综合征患者的红细胞生成减少、血容量增加，从而降低血中红细胞的含量，血黏度降低。

（6）神经、精神系统效应：CPAP 治疗可以改善睡眠呼吸暂停综合征患者大脑的血液及氧气供应，使其记忆力、反应能力、思维能力等部分或全部恢复正常。

（7）内分泌代谢系统效应：CPAP 治疗消除了睡眠呼吸暂停综合征患者的缺氧及睡眠紊乱，对机体的内分泌代谢系统有广泛的影响，较为明显的是可以使生长激素的分泌恢复正常，男性患者的性功能得到改善。

Q: 长期应用 CPAP 呼吸机有什么不良反应?

CPAP 呼吸机直到 1985 年以后才逐渐得到广泛应用,至今已有 40 多年的历史了。CPAP 治疗无创伤、简便易行。从一开始应用 CPAP 呼吸机时,医学工作者就十分注意它的不良反应,大量的研究结果表明,CPAP 治疗对机体并无严重的不良影响。

Q: CPAP 压力值设定好之后还需要调整吗?

要消除睡眠呼吸暂停,不同的人所需的 CPAP 压力不同,同一个患者在不同情况下需要的压力值也不是一个恒定的数值。

(1)需要的压力值随睡眠时的体位不同而不同。仰卧位睡眠时,去除睡眠呼吸暂停所需的压力要比侧卧位睡眠时高。

(2)设定的压力值随睡眠时相不同而不同。在 REM 睡眠期,去除睡眠呼吸暂停所需的压力要比 NREM 睡眠期高。

(3)患者在体重增加后,对压力值的需求提高。

(4)大量饮酒后,去除睡眠呼吸暂停所需的压力增高。

(5)感冒或鼻炎发作时,鼻阻力增加,需要的 CPAP 压力增高。

(6)也有研究发现,经过一个阶段的 CPAP 治疗后,患者需要的 CPAP 压力水平降低,可能与 CPAP 治疗后,患者的呼吸控制功能改善、上气道的水肿消退有一定关系。

Q: CPAP 压力设定的目标是什么?

设定的 CPAP 压力值过高,患者不易耐受,容易造成治疗失败;压力值过低,则不能彻底消除睡眠呼吸暂停而达到最佳治疗效果。因为在 CPAP 治疗重症睡眠呼吸暂停综合征患者的初期,会出现 REM 睡眠期明显延长,如设定的 CPAP 压力不够,仍会在此睡眠期出现上气道部分甚至全部阻塞,发生严重的低氧血症。

设定合适的 CPAP 压力值是保证治疗成功的关键,理想的压力水平是能够防止在各睡眠期及各种体位睡眠时出现的呼吸暂停所需的最低压力水平,同时这一压力值还要能够消除打鼾,保持患者整夜睡眠中的血氧饱和度在正常水平(大于 90%)。

Q: CPAP 压力设定的具体方法是什么?

传统的 CPAP 压力设定方法是在患者被确诊为睡眠呼吸暂停综合征后,再次在睡眠检查室内进行多导睡眠呼吸监测,同时使用经鼻 CPAP。①入睡时,先设定一个较低的 CPAP 压力水平,如 4～6 cmH$_2$O。②随着患者进入睡眠状态,根据打鼾、呼吸暂停、血氧等的变化情况,逐渐提高 CPAP 压力水平,一般每次提高 2 cmH$_2$O,直至睡眠呼吸暂停及打鼾全部消失、血氧饱和度持续在 90% 以上为止。③同时密切观察各睡眠期,尤其是 REM 睡眠期的呼吸变化情况,必要时再增加 CPAP 的压力值。④为了消除各体位睡眠时发生的呼吸暂停,预防饮酒的不良影响,在患者能够耐受的前提下,可将该设定值再增加 2 cmH$_2$O,作为最终的治疗压力。

我们的经验是,为了保证患者能够很好地入睡,设定 CPAP

压力时，可不用 CPAP 呼吸机，而是换用更舒适的双水平气道正压通气（BiPAP）呼吸机。以吸气压力（IPAP）的值作为 CPAP 的治疗压力值，效果较好。但由于此方法烦琐，花费较多，有人应用了一些新的 CPAP 压力设定方法。

一是在一夜内确定睡眠呼吸暂停综合征的诊断并同时设定 CPAP 的治疗压力，将患者的检查时间分为两部分，第一部分用来确诊睡眠呼吸暂停综合征，第二部分用来设定 CPAP 的治疗压力值，这样可节约患者的开支。但后来发现，经这种方法设定治疗压力值的患者，多数要求重新设定、更换面罩，这样反而增加了患者的经济负担。我们的经验是，对一些重症的睡眠呼吸暂停综合征患者，这种方法可行，但对轻症患者容易误诊和治疗失败。

二是在确诊为睡眠呼吸暂停综合征后，不依据多导睡眠仪的结果，技师到在患者家中，根据患者应用 CPAP 的情况，逐步调试、寻找、确定 CPAP 的压力值。

三是目前已经有能够自动调定合适的 CPAP 压力的机器问世，可以在患者睡眠时根据其上气道阻力的不同，施加合适的 CPAP 压力，以保持上呼吸道始终处于开放状态。第二天即可自动报告患者需要的 CPAP 压力的最适范围。

Q: 在家中确定 CPAP 压力值的方法是什么？

第一夜，技师到患者家中，指导患者使用 CPAP 呼吸机及血氧饱和度仪，然后设定 $5 \sim 7 \text{ cmH}_2\text{O}$ 的低压力值，开始治疗 $1 \sim 2$ 小时后，技师即可离去。次日，根据夜间记录的血氧饱和度值及患者的病情改善情况，判断压力是否合适，如不够，每日渐进性地增加压力值，直至治疗成功为止。这样可以节约 1/3 ～ 1/2 的医疗开支，也能够减轻医务人员的工作负荷。

我们也应用这种方法设定了数十例睡眠呼吸暂停综合征患者的 CPAP 压力值，具体过程如下。

（1）经过多导生理记录仪进行睡眠呼吸监测确诊为睡眠呼吸暂停综合征后，第一夜用血氧饱和度监测仪（体积只有手掌大小，使用简便）在患者家中进行血氧饱和度监测，测定结果作为治疗前的基础值。

（2）次日白天在医院内由技师教会患者使用 CPAP 呼吸机、选择并带好鼻罩，根据经验，结合患者的体型、病情严重程度，选择一经验性的治疗压力值，一般为 8 ～ 12 cmH_2O，并在患者午休时观察数小时（许多重症患者可随时入睡）。

（3）患者带 CPAP 呼吸机回家，夜间睡眠时试用。多数患者经 2 ～ 3 夜的学习、试验，基本能掌握机器的使用及鼻罩的调节。同时嘱患者的家属在患者睡眠时注意其有无打鼾或呼吸暂停的发生，如有，则将压力提高 2 cmH_2O，并随时与医生电话联系，报告使用情况，及时解决存在的问题。

（4）经 1 周左右的试用，患者能够熟练掌握 CPAP 呼吸机的使用，睡眠时的鼾声消失后，再次测定睡眠时的血氧饱和度，将结果与治疗前的血氧饱和度的结果相对比，如最低 SaO_2 在 90% 以上、血氧无明显波动，则证明压力合适，否则继续上调 CPAP 压力值。

对于少数经上述方法调试失败的患者，则收入住院病房，在医生及技师的密切监护下使用 CPAP 呼吸机，用多导生理记录仪调试设定压力，及时解决存在的问题，一般经过 3 ～ 4 天的学习、调试，大部分患者能够取得良好的治疗效果，一周后即可出院。

Q: 在家庭中长期应用 CPAP 呼吸机之前应该做什么?

（1）首先要进行准确的诊断。经过标准的多导生理记录仪进行睡眠呼吸监测，明确患者是否患有睡眠呼吸暂停综合征、病情严重程度如何、属何种类型的睡眠呼吸暂停综合征、有无并发症、有无明显的发病原因（如甲状腺功能减退等），必要时经呼吸科医生、耳鼻喉科医生等会诊，决定患者是否适合应用 CPAP 治疗。

（2）根据患者自身的经济能力等情况，决定是否进行 CPAP 治疗。医生的诊断及治疗方案主要从医疗的角度出发，最终治疗与否取决于患者。目前最便宜的 CPAP 呼吸机价格近 4000 元人民币，进口者达数万元之多，所以在进行治疗前，应该考虑患者个人的经济承受能力，从而决定是否马上开始进行 CPAP 治疗、购买何种价格档次的 CPAP 呼吸机。另外，如果患者经常出差在外，要选择体积小、携带方便的机型。

（3）设定适合于自身的 CPAP 压力值。个人情况不同，消除睡眠呼吸暂停所需的 CPAP 的压力大小也不相同。一般来讲，消除睡眠呼吸暂停所需的 CPAP 的压力水平，不是一个绝对的数值，而是在一个较小的范围内变动，在开始治疗前，须由医生确定治疗睡眠呼吸暂停的最适压力水平。

（4）学会自己佩戴鼻罩、使用机器。

Q: 正压通气机的价格及主要性能如何?

目前,用于治疗睡眠呼吸暂停综合征的正压通气机品牌有数十种,但基本原理不外乎以下三种。

(1)CPAP 呼吸机。即持续气道正压通气机,是最早应用,也是应用最多的一种。设计原理较为简单,价格最便宜。据统计,1994 年 10 种型号的 CPAP 呼吸机在美国的市场报价,基本在 1200 美元左右,约合人民币 1 万元。进口到国内以后报价一般都在 2 万元人民币左右或稍高。最近推出一种小型 CPAP 呼吸机,其体积只有 25 cm×14 cm×11 cm,重量为 2.27 kg,噪声很低,携带极为方便,国内报价 1 万元人民币左右,已经在市场上销售。国产 CPAP 呼吸机也已研制成功,基本能够满足临床治疗的需要,价格便宜(报价约人民币 4000 元),适合我国国情,应用的患者较多。

(2)BiPAP 呼吸机。也叫双水平气道正压通气呼吸机,与 CPAP 呼吸机不同的是,它在患者吸气时,施加较高的正压,帮助其吸气;在呼气时,通过自动调节,这一正压值明显降低,使患者呼气更容易。与 CPAP 呼吸机相比,BiPAP 呼吸机在使用时更为舒适,患者的耐受性更好。它最早于 1989 年在美国研制成功,目前在国内的许多家医院都有应用。我们有应用 BiPAP 呼吸机长期家庭治疗 3 年多的患者,效果较好,但价格较昂贵,即使是最简单的类型,报价也在 4 万~ 5 万元人民币。

(3)Smart CPAP 呼吸机。Smart CPAP 呼吸机也称智能型 CPAP 呼吸机,它能够感知患者的呼吸暂停,然后根据鼻阻力、睡眠时相、体位的不同,自动输送不同的压力以消除睡眠呼吸暂停。它既能提高疗效，又能减少 CPAP 引起的不适感，但价格较昂贵。

总之，在决定长期应用气道正压通气机治疗前，患者应该根据自己的病情及经济承受能力，决定是应用国产机器还是进口机器，以及选择何种类型呼吸机。确定后，医生将会根据患者的要求，帮助患者试用及设定压力水平。

Q: CPAP 呼吸机的延时功能有什么作用？

近年来生产的 CPAP 呼吸机都有延时功能，可以使患者在入睡前应用较低的压力，清醒时感觉较为舒适，帮助患者更容易地进入睡眠。入睡后，压力会自动升高到去除睡眠呼吸暂停所需的最低设定压力，达到治疗效果。

压力升高的方式有两种：一种是在规定时间内逐渐递增，直到设定压力值为止；一种是在延迟时间结束时，直接上升到设定压力。一般延迟的时间可以为 5 分钟、10 分钟、15 分钟或 20 分钟。压力延迟持续的时间可根据患者的实际情况来选择，如果时间太短，不利于入睡，时间太长，又容易出现睡眠呼吸暂停。

Q: 如何选购 CPAP 呼吸机？

对于患者来说，自己的试用体会是最为直接的衡量标准。但在决定最后选择之前，还应该向医生了解以下情况：一是 CPAP 呼吸机制造公司的知名度如何、信誉好不好、产品质量是否可靠；二是公司可提供什么类型的正压通气机，如 CPAP 呼吸机、BiPAP 呼吸机；三是 CPAP 呼吸机及其附件的价格如何，国产与进口 CPAP 呼吸机之间、不同型号的呼吸机之间的价格差较大，患者应根据自己的经济承受能力及临床需要决定选择；四是售后服务如何，特别是一些消耗性配件的提供、处理机器故障甚至退换机器是否有保障等。另外，CPAP 呼吸机的性能，包括主机体积、噪声、耗电量如何；鼻罩的大小、舒适程度、耐用性及外观也是左右购买决策的理由。

有些患者可以从国外直接购买进口的 BiPAP 或 CPAP 呼吸机，价格较在国内购买同样的机器要便宜，主要问题是，在出现故障时，维修不太方便。如果患者自己直接从厂家购买了 CPAP 呼吸机，一定要让医师来帮助设定合适的治疗压力，检查机器配件是否足够，以达到满意的治疗效果。

🅠 开始使用 CPAP 呼吸机时，患者的主要困难是什么？

十几年前，睡眠呼吸暂停综合征患者要想延长寿命，彻底从痛苦中解脱出来，只能选择创伤较大的气管切开手术。经鼻正压通气技术的发展给这些患者带来了新的希望，但是在 CPAP 呼吸机使用过程中，难免会遇到各种各样的问题。

在初次使用的过程中，最重要的就是患者自己的信心及耐心。

首先，CPAP 治疗目前是治疗睡眠呼吸暂停综合征最有效的无创性手段，但随着科学技术的发展，可能在未来探索出更好的治疗方法。并且 CPAP 呼吸机仅仅在夜间使用，并不影响患者白天的工作与生活；相反，由于消除了睡眠时频繁发生的呼吸暂停，改善了睡眠结构，患者能够更加精力充沛地投入工作。

其次，由于睡眠呼吸暂停综合征患者的记忆力下降，理解能力减退，我们的体会是，即使在有经验的医生的严格指导下，一般患者也需经过 3 个晚上甚至更长时间的试用及摸索才能较深地体会到 CPAP 呼吸机治疗的好处。

总的来说，CPAP 治疗睡眠呼吸暂停综合征的效果是受到肯定的，发挥疗效的关键是如何在有经验的医生的指导下，尽快使用并熟练掌握其使用方法。

Q: 在 CPAP 治疗初期出现睡眠反跳怎么办？

重症睡眠呼吸暂停综合征患者在 CPAP 治疗的初期，会出现 REM 睡眠及 IV 期深睡眠异常增多，即所谓的睡眠反跳。REM 睡眠可不间断地持续 1 ~ 2 小时，远较正常睡眠周期中的 REM 睡眠持续时间长，这种现象就像是为了偿还多年来欠下的"睡债"一样。

其实，睡眠反跳具有重要的生理及病理意义。在 REM 睡眠期，患者对多种刺激的反应能力下降，很难觉醒。如果 CPAP 的压力不够，患者还会出现呼吸道阻塞甚至呼吸暂停，引起程度严重、持续时间长的严重缺氧。所以在治疗的初期医生会严密地观察随访，设定足够克服 REM 睡眠期呼吸道阻塞的 CPAP 压力，这对保证患者的生命安全十分重要，睡眠反跳持续的时间一般为 1 周左右。

Q: 鼻罩漏气怎么处理？

鼻罩漏气是使用 CPAP 呼吸机治疗睡眠呼吸暂停综合征时经常遇到的问题。鼻罩漏气时患者本人最直观的感觉是鼻罩与皮肤的接触部位因冷风刺激而不适。漏气还会使鼻罩内的压力达不到预定压力而影响治疗效果。

防止漏气的关键在于选择大小合适的鼻罩，头带松紧适度。许多患者都错误地认为，头带勒得越紧，越不易发生漏气，其实不然。进口鼻罩的软垫具有较强的弹性，只要松紧适宜，一般不易漏气，如鼻罩的下方漏气，既可能与下方的头带太松有关，也可能与上方的头带太紧有关，有时只需适当放松上方的头带即可解决问题。

有些患者的面部形态较为特殊，经过这些处理仍出现漏气，可以在鼻罩及皮肤间垫一些松软的材料。具体做法：剪一块薄而松软的垫，面积略大于鼻罩，在中间剪一个三角形的孔，使鼻子能够穿过，这样就可使鼻罩与面部接触得更严实了。另外，旧的面罩也可引起漏气。鼻罩可因吸收皮肤的油脂或不断清洗、养护不好而发生老化，弹性减退，一个硅胶鼻罩的使用寿命一般为12～18个月，应及时更换。

Q: 使用 CPAP 呼吸机发生皮肤过敏及鼻梁溃疡怎么办?

少数睡眠呼吸暂停综合征患者在使用鼻罩时会发生皮肤过敏，表现为鼻罩与皮肤接触处红、肿、痒，甚至出现水疱、皮肤破溃，尤其是鼻梁部更易发生。这与鼻罩的过紧压迫也有一定关系。除了正确使用鼻罩、头带松紧适度外，还可换用气泡型鼻罩，或在额部、鼻罩上垫海绵垫。每次用鼻罩之前洗脸、清洗鼻罩也可以减少这类情况的发生。

如果出现了皮肤破溃，应请教医生，必要时停用 CPAP 呼吸机，尤其鼻梁部出现破溃时，不易愈合，应注意预防。近来还有直接应用鼻塞塞在鼻孔里的 CPAP 呼吸机，其产生的气流通过其上的小孔进入上气道，也能发挥治疗作用，同时避免了鼻罩的不良反应，可以长期应用，也可以短期内代替鼻罩使用。

需要注意的是，在应用 CPAP 的初期，不少患者的面部及鼻部会出现局部压痕或皮肤发红，这与鼻罩的压迫、鼻罩内呼出气的刺激有关，如无其他伴随症状，不必担心，起床后数小时即可自行消退。几天后，随着使用技术的熟练及皮肤的适应，会自然好转。

Q: 使用 CPAP 呼吸机导致眼部刺激或结膜发红怎么办？

在使用 CPAP 呼吸机时，少数患者会出现眼部不适、结膜充血，这与鼻罩上方漏气、气体刺激眼睛有关。严重时可发生结膜炎，需调整鼻罩的位置及头带的松紧度。

Q: 使用 CPAP 呼吸机仍有口干怎么办？

睡眠呼吸暂停综合征患者在治疗前大多存在口干的现象，与长期睡眠时张口呼吸有关，应用 CPAP 后，如果使用得当，口干自然消失。但在使用 CPAP 时，少数患者仍有口干，这与经口漏气有关。引起经口漏气的可能性有以下几种。

一是 CPAP 压力不够，不能完全克服上气道的阻塞，因而出现经口呼吸，只需适当提高 CPAP 压力即可。

二是 CPAP 压力过高也可使患者感觉不适而张口呼吸，应适当减小压力，有时为了保证治疗效果，可换用 BiPAP 呼吸机。

三是部分患者习惯于张口呼吸，此时可应用下颌托将下颌托起。当然，适当饮水也可以起到一定作用。

Q: 使用 CPAP 呼吸机感觉鼻塞及鼻干怎么办？

应用 CPAP 呼吸机时，15% ～ 45% 的患者会出现鼻部不适症状，主要是感觉鼻塞、通气不畅，少数患者表现为鼻内干燥。其主要原因如下。

（1）如患者原有鼻息肉、鼻中隔偏曲，会出现鼻部不适，应在手术矫正这些畸形后再应用 CPAP 呼吸机，有严重鼻窦炎的患者也应先到五官科进行相应的治疗。

（2）CPAP 呼吸机产生的冷空气可以刺激鼻黏膜，引起血管扩张而出现黏膜充血水肿，有些过敏性鼻炎患者会急性发病。此时要加强湿化，必要时在湿化瓶内加温水，甚至使用恒温湿化器。在睡前经鼻滴入麻黄素等鼻黏膜收缩剂也有作用。

（3）鼻干的症状有时可表现得很突出，加强吸入气的湿化及温化，效果较好。使用下颌托减少经口漏气也十分重要。

Q: 使用 CPAP 呼吸机产生恐惧感怎么办？

有些患者刚刚戴上鼻罩，施加一个很小的 CPAP 压力就感到十分害怕，自觉憋气不适。这种现象一般不是由压力太高所致，而是一种暂时的不适应现象。患者应该努力调整自己的心态，使心情平静，按自己平常的节律呼吸。

应该明白，CPAP 呼吸机只是一种呼吸辅助装置，呼吸的节律完全由患者自己控制。有时尽力加深、加快呼吸以期与呼吸机配合，反而会加重不适感觉。此外，加用"压力延时"功能也有一定效果，换用 BiPAP 呼吸机后会减轻不适感觉。

Q: 患者经常夜间睡眠时去掉鼻罩怎么办？

有些患者很难整夜地应用 CPAP 呼吸机，在睡梦中不知不觉就将鼻罩扯掉，这种现象多出现在治疗的初期，是暂时性的，一般来说与压力设定不足有关。因为应用 CPAP 治疗的初期，患者的 REM 睡眠期会出现反跳，明显延长，后半夜正是发生 REM 睡眠的时期，上气道易出现完全或不完全梗阻，憋醒后患者会不自觉地扯掉鼻罩而重新入睡。在这种情况下，由医生调高压力就可以解决问题。也有的患者是由于设定的 CPAP 压力太高而不能耐受，这种情况下应该适当下调 CPAP 压力。

Q: CPAP 呼吸机的噪声如何减弱？

CPAP 呼吸机有一定的噪声，特别是在夜深人静之时，这种噪声有时会影响家人及患者自己的睡眠。近年来，随着技术的改进，进口机器的噪声已经很低了，与空调机的声音差不多，但国产 CPAP 呼吸机的噪声仍有几十分贝，不过这与大多数患者的鼾音相比，还是低了许多。减少噪声影响的办法是可以换用低噪音的 CPAP 呼吸机，或是将小孔型的排气阀换成有切口的排气孔。如果不能解决，还可以将 CPAP 呼吸机装入通气很好的隔音玻璃罩内。有人甚至将其置于壁橱内，但注意一定要保证有足够的新鲜空气流通。睡觉时戴耳塞也是一种解决方法。

Q: CPAP 呼吸机能够使用多长时间?

目前看来，大多数的睡眠呼吸暂停综合征患者需终身使用 CPAP 呼吸机，这就要求其性能稳定，使用时间长。由于采用了一种特殊的电机，从原理上讲，CPAP 主机的寿命较长。我们应用 BiPAP 呼吸机的经验已有 6 年，国产 CPAP 使用最长者也有 3 年，主机未出现故障。

在家庭应用呼吸机的近百例患者中，主机出现故障的概率也较低，至于 CPAP 呼吸机的使用寿命能否持续 10 年、20 年甚至更长的时间，目前尚无经验。不过，无论国产还是进口 CPAP 呼吸机的维修工作都比较好，特别是在医生的监督下，CPAP 呼吸机的维修及服务工作是有保证的。

Q: 疾病好转是否停用 CPAP 呼吸机?

睡眠呼吸暂停综合征患者经常问这样一个问题：我能否经过一个阶段的 CPAP 治疗，病情好转后就停止呢? 使用 CPAP 治疗确实可以使睡眠呼吸暂停综合征患者的病情明显减轻，即使暂时不应用 CPAP 呼吸机，也会出现睡眠呼吸暂停持续时间缩短、呼吸频率暂停下降、缺氧程度减轻，频繁的呼吸暂停可被单纯性打鼾所取代。这是由于呼吸机长期应用可改善上气道的水肿，恢复上呼吸道肌肉活动能力，以及体内许多内分泌激素恢复正常水平。我们的经验是，少数睡眠呼吸暂停综合征患者在 CPAP 治疗的同时，积极锻炼，进行减肥，停用 CPAP 还是有希望的。但对大部分应用 CPAP 治疗的睡眠呼吸暂停综合征患者来说，若长期停止该治疗，病情加重风险升高。

Q: CPAP 治疗会失败吗?

绝大多数的睡眠呼吸暂停综合征患者能够接受 CPAP 呼吸机治疗,只有少数较敏感者(如女性、病情较轻者)不能耐受 CPAP 的压力。还有一些患者虽可以耐受 CPAP 的压力,但是由于不良反应,不能够坚持长期地应用,从而影响疗效。

我们的经验是,真正由患者原因而引起治疗失败的可能性很小,多半失败案例是由机器的性能不好或医生未能及时随诊处理好患者遇到的问题所致。所以在确定患者是否能耐受 CPAP 治疗之前,要积极寻找引起治疗失败的原因,如机器性能问题、鼻罩大小不合理、压力设定不当、合并其他系统疾病等。建议将这些患者收入病房,在住院期间进行详细检查,严密监护,借以发现导致 CPAP 治疗失败的原因。

在医生明确 CPAP 失败原因及评估 CPAP 受益之后,依然是积极主张治疗时,其具体处理方式通常是换用更舒适的正压通气机,以及吸氧等;有颌骨畸形的患者可能需要佩戴口腔矫正器或行外科手术以改善治疗效果。

Q: CPAP 呼吸机在使用中可能会有哪些特殊问题?

(1)上牙完全脱落的睡眠呼吸暂停综合征患者在使用 CPAP 呼吸机时该怎么办?

CPAP 呼吸机鼻罩的下部有赖于上牙槽的支持,才能防止漏气。上牙全部脱落的睡眠呼吸暂停综合征患者,鼻罩不易密封,必须先镶牙后才能使用 CPAP 呼吸机。

(2)中枢性睡眠呼吸暂停综合征患者少见,不足全部睡眠呼吸暂停综合征患者的 10%，应用 CPAP 治疗也有效。有些中枢性睡眠呼吸暂停综合征患者在 CPAP 治疗过程中，随着 CPAP 压力的升高，可以先是中枢性睡眠呼吸暂停消失，而后是持续阻塞性睡眠呼吸暂停，直至打鼾、呼吸恢复正常。中枢性睡眠呼吸暂停综合征患者的另一特点就是易出现夜间失眠、白天嗜睡，经 CPAP 治疗后，紊乱的睡眠结构可恢复正常，白天嗜睡消失。

（3）对于甲状腺功能减退引起的睡眠呼吸暂停患者，服用甲状腺素是根本的治疗方法，应在口服甲状腺素之前行 CPAP 治疗，以减轻患者的缺氧症状，改善心脏功能。在血中的甲状腺激素达到正常水平后，再次经多导生理记录仪进行睡眠呼吸监测，如睡眠呼吸暂停消失，可停止应用 CPAP 治疗，如仍频繁发生睡眠呼吸暂停，需长期应用 CPAP 治疗。

（4）对于合并慢性支气管炎、肺气肿的睡眠呼吸暂停综合征患者，常需要在 CPAP 治疗的同时，给予持续低流量的吸氧。有些伴血二氧化碳明显升高的慢性支气管炎、肺气肿患者，即使没有明显的证据表明存在睡眠呼吸暂停，单纯吸氧也有引起二氧化碳潴留加重的危险，若患者同时喜饮酒、肥胖，应用 CPAP 治疗也有好处。

（5）对于欲行 UPPP 手术患者，应用 CPAP 治疗一个阶段后，再行 UPPP，可避免气管切开（过去，许多重症睡眠呼吸暂停综合征患者在行 UPPP 手术之前，为了避免发生意外，常先行预防性气管切开术）。UPPP 术后，在麻醉恢复期，也应进行 CPAP 治疗，防止呼吸道梗阻。术后经多导生理记录仪随诊时，如发现手术效果不好，须换用 CPAP 治疗。

（6）应用 CPAP 的睡眠呼吸暂停综合征患者出差或旅行时怎么办？经常出差的睡眠呼吸暂停综合征患者，应选择体积小、携带方便、噪声小的 CPAP 呼吸机。

（7）长期应用 CPAP 会产生呼吸机依赖吗？很多患者都会担心长期应用 CPAP 呼吸机会产生依赖，就像长期服用安眠药会成瘾一样。确实，很多睡眠呼吸暂停综合征患者在应用 CPAP 以后感觉特别舒适，不想放弃使用，但这与服用安眠药物成瘾不同，经过 CPAP 治疗以后，机体的状况要比治疗前好许多。如有其他更好的治疗手段来替代 CPAP 呼吸机，则完全可以离开它。

（8）应用 CPAP 呼吸机的同时可以吸氧吗？有一些睡眠呼吸暂停综合征患者的病情较重或同时有严重的心肺疾患，需要在 CPAP 治疗的同时吸氧，在 CPAP 的吸气管道及鼻罩上都有可以与氧气管相连的接口，可以满足患者的这一要求。但由于 CPAP 的压力不同，管道内的气体流速不同，单纯根据氧气瓶上的氧流量计计算出来的吸氧量有误，需要严格控制吸氧量的患者，最好能应用气体分析仪测定某一压力下患者吸入一定氧气量需要的氧流量。

（9）正在使用 CPAP 呼吸机，如果突然停电或机器故障，会引起危险吗？由于目前还未见到能够利用电池的 CPAP 呼吸机，所以在停电后，CPAP 呼吸机即停止工作。但由于鼻罩只封闭患者的鼻通气道，并不影响患者经口呼吸，所以一般不会出现严重威胁患者生命的不良反应。

（10）小儿可以应用 CPAP 呼吸机吗？小儿及青少年患者的睡眠呼吸暂停多为上气道的解剖异常所致，外科手术可取得良好疗效。如有必要应用 CPAP 呼吸机，可选择适合小儿的特制鼻罩，并需要家长的配合及严密监护，国内外都有在小儿中长期应用 CPAP 呼吸机治疗睡眠呼吸暂停综合征的报道。

Q: CPAP 治疗期间配偶或家属应该注意些什么呢?

配偶或家属在经济上、精神上对患者的支持不仅是督促睡眠呼吸暂停综合征患者就诊，为医生提供重要诊断线索的主要来源，也是帮助患者树立战胜疾病的信心的保证。

在 CPAP 治疗的初期，患者的配偶提供的资料可以帮助医生了解设定的 CPAP 压力足够与否，患者应用情况的好坏及寻找治疗失败的原因。例如，如果患者的家属发现在 CPAP 治疗过程中，患者仍有轻微的鼾声或窒息、憋气现象，证明设定的压力偏低。

在治疗期间，患者的配偶或家属对 CPAP 呼吸机给患者带来的变化及使用过程中出现的问题最为了解，应积极主动地与医生联系，寻求解决办法。

第八节

气管切开术

Q: 气管切开术怎么做?

睡眠呼吸暂停的发生是由声门以上到鼻腔这一段呼吸道某些部位的阻塞所致。如果睡眠呼吸暂停综合征患者在呼吸时,吸入的空气能够绕开这一段呼吸道而直接进入肺内,气流就不会受到气道阻塞的影响了。气管切开或造口术就可以达到这一效果。

医生在患者颈部的喉结下方切开皮肤,暴露主要由软骨支持的主气管,切开一个小口,放入一段硬质的特制管道,其内口在气管内,外口与大气相通,这样,气流就可以直接进入肺内了。硬质管道的内部可以放入一个内套管,经常取出来消毒甚至更换。清醒状态时,可以将套管的外口用塞子封闭,气流仍从口鼻进出;睡觉时,将塞子取下即可。

本手术在呼吸骤停等危重患者的抢救中较常用。1969年开始用于治疗睡眠呼吸暂停综合征,国内外都有长期带管生存的严重睡眠呼吸暂停综合征患者。

Q: 气管切开术的适用于哪些人?

在某些特殊情况下,气管切开术对睡眠呼吸暂停综合征患者仍有其特别的实用价值。

（1）患者病情较重，已出现严重的并发症或者合并存在其他疾病，在需要紧急抢救时，可立即行气管切开手术。以下即属于病情较危重的情况：心跳过缓（心率＜40 次 / 分）；心搏骤停；严重的通气功能不足，即血中的二氧化碳在 50 mm Hg 以上，标志通气量明显降低；严重缺氧，血氧饱和度低于 50%。

（2）在重度阻塞性睡眠呼吸暂停综合征患者行口咽成形术时，由于上气道部分阻塞或口咽部软组织肥厚、舌体肥大、舌根易后坠而堵塞上气道，麻醉和手术后易出现窒息而危及生命，如同时合并存在心肺疾患或已出现严重并发症，术前应行预防性气管切开术，再同时行口咽部手术，或待病情好转后行口咽部手术。

（3）少数经其他手段治疗无效的睡眠呼吸暂停综合征患者可行气管造口术，也有极少数患者不愿意采用气道正压通气治疗而选择气管造口术。

Q: 气管切开术有什么不良反应？

从原理上讲，气管切开术后，彻底避免了上呼吸道塌陷阻塞吸入空气的可能性，故一直被认为是治疗睡眠呼吸暂停综合征最有效、最彻底的手段。但不良反应比较多。

（1）手术本身无多大的危险性，伤及颈部重要器官的可能性较小，但是在术中进行麻醉时，要注意有发生窒息的可能。

（2）手术可有暂时性的疼痛、出血、吞咽及进食时不适。

（3）气管切开口如堵塞则十分危险，应该密切监护，及时吸出呼吸道分泌物、处理渗血。气道要经常湿化、温化，以防干燥空气的刺激，保持清洁，防止感染。

（4）长期气管切开可带来一系列的问题：长期带管生活会影响社交，给患者在心理上造成不良影响；肥胖者的颈部脂肪较多，可能会堵塞气管切开口的气体入口；颈部伤口处的软组织增生，有时可堵塞气管套管口；清醒时，如果气管套管的外口密封不严，会影响患者说话、咳嗽、打喷嚏；由于吸入的空气未经正常的鼻咽通气道，不能有效地湿化及温化，许多病原微生物（如细菌、病毒）直接进入肺内易引起肺内感染。

正是由于这一系列的不良反应，随着其他更有效、更简便的治疗方法如持续气道正压通气（CPAP）及腭垂腭咽成形术（UPPP）的应用，目前气管切开术已很少用于治疗睡眠呼吸暂停综合征了。

Q: 睡眠呼吸暂停综合征的鼻部手术疗效如何？

鼻中隔偏曲、鼻息肉、鼻甲肥大不仅会引起白天鼻气道不畅，而且会增加睡眠时的呼吸阻力，加重打鼾及睡眠呼吸暂停。鼻部疾病并不是引起睡眠呼吸暂停的主要原因，所以鼻部手术对咽喉气道塌陷的疗效不大。尤其是重症睡眠呼吸暂停综合征患者，鼻部手术后的睡眠呼吸暂停常不会发生太大变化。

但对鼻气道的解剖异常，我们主张积极治疗，除了可以改善白天的鼻塞、流涕等症状外，对睡眠时的呼吸紊乱也有好处。特别是许多经鼻持续气道正压通气治疗的睡眠呼吸暂停综合征患者，如果存在鼻部疾病，常会影响治疗效果。这些患者在进行CPAP治疗前，应该先行鼻部手术治疗，以使鼻道通畅。一般的鼻部手术较为简单，创伤不大，费用也较低。

第九节

药物治疗

Q: **睡眠呼吸暂停综合征可以进行药物治疗吗?**

经鼻持续气道正压通气及手术是目前治疗睡眠呼吸暂停综合征的主要方法,可手术疗效有限,如何才能让患者长期坚持应用持续气道正压通气也是一个难题。所以人们一直在想,如果能够有药物来代替,不是更好吗?遗憾的是,时至今日,还没有这样的药物,不过目前有一些药物对某些特定的睡眠呼吸暂停综合征患者具有一定疗效。

药物对睡眠状态下呼吸功能的影响不外乎两种情况:一是呼吸抑制作用;二是呼吸兴奋作用。

前者可以引起或加重睡眠呼吸紊乱,后者则可以减少呼吸暂停的频率或缩短呼吸暂停的时间。虽然目前还没有任何药物确定能够治愈睡眠呼吸暂停,但人们还是做了许多有益的尝试。了解这些对于预防和减轻睡眠呼吸暂停综合征的病情很有帮助。

Q: **镇静催眠药对呼吸有什么影响?**

镇静催眠药物的应用十分广泛,是失眠患者、癫痫患者的常用药物,最具代表性的要数安定类药物了。

（1）在清醒状态下，常规剂量的安眠药对正常人呼吸的影响微乎其微，但对慢性支气管炎、肺气肿患者，出现呼吸衰竭后，静脉注射 10 mg 的安定，就有可能严重抑制呼吸功能，加重病情。

（2）在睡眠状态下，镇静催眠药可以降低上呼吸道肌肉的张力，抑制呼吸中枢的控制功能，从而增加睡眠呼吸暂停综合征患者窒息的频率，延长窒息时间。

（3）睡眠呼吸暂停综合征为常见病，易因睡眠不好而被误诊为神经症或失眠而服用安眠药，因而经常见到一些服用安眠药后，呼吸暂停反而加重的患者。

所以，睡眠呼吸暂停综合征患者在服用安眠药时要十分慎重，事先一定要告诉医生，以供开处方时参考。

Q: 吗啡类和麻醉药物对呼吸有什么影响？

（1）吗啡类药物。吗啡类药物是作用很强的镇痛剂，可直接作用于呼吸控制中枢，具有较强的呼吸抑制作用。10 mg 的吗啡就可以使正常人的呼吸兴奋能力下降 40% ～ 60%，血中的二氧化碳上升；在睡眠状态下，其呼吸抑制作用更强。一些吸毒成瘾的人会因吸毒过量而死于呼吸衰竭。

虽然目前有关该类药物对睡眠呼吸暂停综合征患者呼吸暂停病情影响的报道还很少，但一般不主张对此类患者应用吗啡类药物。

（2）麻醉药物。正常人在全身麻醉时，如果头部或颈部的位置不合适，会出现呼吸暂停，尤以肥胖者受到的影响最大。睡眠呼吸暂停综合征的患者多有上气道的狭窄，即使是咽喉部黏膜表面局部麻醉，也有引起窒息的危险，静脉或吸入的全身麻醉药物对呼吸的抑制作用就更明显了。

Q: 抗高血压药物对呼吸有什么影响？

几乎所有抗高血压的药物都会影响睡眠，如普萘洛尔、哌唑嗪、氢氯噻嗪、肼屈嗪、硝苯地平、卡托普利等。有报道，普萘洛尔使两名睡眠呼吸暂停综合征患者的窒息加重。另一种现在应用较少的降压药物 α‒甲基多巴可以直接抑制上呼吸道肌肉的活动而加重睡眠呼吸暂停。

虽然目前已经明确睡眠呼吸暂停综合征与高血压的发生密切相关，但究竟降压治疗会对患者的呼吸暂停有多大影响尚无明确定论。

Q: 对睡眠呼吸暂停有治疗作用的药物有哪些？

1. 与内分泌疾病有关的睡眠呼吸暂停

甲状腺功能减退引起的睡眠呼吸暂停须服用甲状腺素，而口服孕激素对改善甲状腺功能减退者夜间睡眠时的呼吸功能可能有好处。

与肢端肥大症有关的睡眠呼吸暂停，如不能通过手术治疗肢端肥大症，经过应用生长激素的抑制剂，有可能减轻睡眠呼吸暂停。

2. 呼吸控制功能异常引起的睡眠呼吸暂停

（1）乙酰唑胺。它主要通过抑制肾脏排出氢离子，从而使血液的酸度增加、脑血管扩张、刺激呼吸中枢活动、增强呼吸驱动功能而减少睡眠呼吸暂停。

它对阻塞性睡眠呼吸暂停综合征的效果不好，对中枢性睡眠呼吸暂停综合征似乎更有效。它的主要不良反应是可以引起感觉异常及电解质失衡。

（2）醋酸甲羟孕酮。它可以刺激人的呼吸中枢，每天服用 60 mg，正常人在 48 小时之内即可出现过度通气、呼吸性碱中毒，特别是在运动时，这种作用表现得更明显。它对白天通气不足的睡眠呼吸暂停综合征患者有效。不良反应有性欲减退、水肿、血栓形成、高血压。

（3）茶碱类药物。静脉应用该药，对中枢性睡眠呼吸暂停综合征患者有效，但患者的睡眠质量更差；对阻塞性睡眠呼吸暂停综合征患者无效。

（4）卡托普利。卡托普利是常用的降压药物，有一组报告发现，对有高血压的阻塞性睡眠呼吸暂停综合征患者，卡托普利不仅可以降低血压，还可以使睡眠呼吸暂停的次数降低。

（5）作用于精神系统的药物。普洛替林是一种非成瘾的抗抑郁症的药物，每天口服 10 ～ 20 mg，可以减轻部分睡眠呼吸暂停综合征患者的病情，表现为缺氧改善、白天嗜睡减轻。但短时间内应用效果不明显。该药的主要不良反应为口干、尿潴留、心律失常、性欲减退。

患者及医师都希望能应用药物来治疗睡眠呼吸暂停综合征，以期药到病除。可惜的是，到目前为止，还没有一种药物对睡眠呼吸暂停综合征患者肯定有效，文献报道中的病例，无严格的对照，缺少多中心、大量病例研究的结果。所以目前药物治疗不是睡眠呼吸暂停综合征的主要治疗手段。但根据患者的具体情况，选用一些不良反应小的药物，可以作为辅助治疗睡眠呼吸暂停综合征的手段之一。

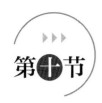

第十节

其他治疗方法

Q: 手术治疗睡眠呼吸暂停综合征有什么经验和启示？

（1）治疗睡眠呼吸暂停综合征的手术方式多种多样，针对上气道不同的阻塞部位有相应不同的术式。

（2）术前应进行详细的检查，确定上呼吸道可能的阻塞部位，制订不同的手术方案。

（3）经过严格筛选有手术适应证的患者，手术的总有效率为60%左右，对于治疗失败的患者要进行严密的随诊复查，换其他治疗手段。

（4）UPPP手术是目前我国开展最多的术式，它只对口咽部狭窄的部分患者有效，对下咽部阻塞者无效，而睡眠呼吸暂停综合征患者上呼吸道的阻塞常是多部位的。

（5）手术治疗睡眠呼吸暂停综合征有效的关键在于严格选择手术适应证，合理制订手术方案，没有一种手术对任何患者都适用，必须具体患者具体对待。

据我们所知，目前国内在治疗睡眠呼吸暂停综合征方面还只能开展UPPP手术及矫正一些鼻部畸形，部分地解决口咽部位的狭窄，手术方式有限，将来也许能开展其他的手术来治疗睡眠呼吸暂停综合征。

Q: 用于治疗睡眠呼吸暂停综合征的激光辅助手术有什么优点?

二氧化碳激光能够快速切割机体的软组织,同时可封闭小血管,不用缝合即能保持创面不出血,费用低,不需住院,门诊即可解决问题,已广泛应用于耳鼻喉科手术。近年来在治疗打鼾及睡眠呼吸暂停综合征的手术中也有应用。

对于不伴睡眠呼吸暂停的单纯性打鼾患者,治疗的目的是消除鼾声,只需切除悬雍垂或部分软腭即可取得较理想的效果。据报道,80% ~ 90% 的患者可如愿以偿。

对于睡眠呼吸暂停综合征患者,其疗效不会超越 UPPP 手术,甚至更低。因为激光手术切除的软组织要少于传统的 UPPP 手术。尽管手术后鼾音可能会减低,但鼾音的高低不代表睡眠呼吸暂停的轻重,多数患者术后的睡眠呼吸暂停不能完全消失。需再次进行睡眠呼吸监测以全面了解术后睡眠呼吸暂停的变化。

舌根部分切除术,也可应用激光辅助完成。

睡眠呼吸暂停综合征患者如果存在鼻部疾患,也可进行激光手术,对改善病情有帮助。

Q: 如何判断患者是否适合应用舌治疗装置及口腔矫治器?

口腔矫治器主要是针对小颌畸形、下颌后退、舌体肥大、舌根后坠引起的以喉咽部堵塞为主的睡眠呼吸暂停,与下颌骨前移术、舌骨悬吊术及舌成形术相比,简单、无创伤、费用较低,更易为患者所接受。目前国内已有应用,个别患者取得了较好的疗效。

1.适合应用舌治疗装置和口腔矫治器的人群如下。

（1）行 UPPP 手术的患者，如仍有中度以上的睡眠呼吸暂停，经过医生的详细检查，发现下颌畸形或舌根后坠是导致手术失败的直接原因，可改用舌治疗装置或口腔矫正器。

（2）一些长期应用经鼻气道正压通气治疗的睡眠呼吸暂停综合征患者，外出旅行时携带呼吸机常不方便，可预备一副口腔矫治器，短期内应用。

（3）想行下颌骨或舌矫形术，但又不能肯定手术的疗效如何，可在术前制作一套口腔矫治器，如果应用它能够取得良好疗效，手术成功的概率就很大；如果效果不明显，就应该考虑用其他治疗手段（如经鼻气道正压通气）来代替手术治疗。

2. 不适合应用舌治疗装置及口腔矫治器的人群如下。

（1）舌治疗装置及口腔矫正器只适用于治疗阻塞性睡眠呼吸暂停，对中枢性睡眠呼吸暂停无效。

（2）有颞下颌关节炎、关节弹响或其他关节症状的患者不适宜应用舌治疗装置及口腔矫正器。

（3）大多数矫治装置需要有健康牙齿的固定及支持，有牙病的患者需慎重选择。

（4）患过敏性鼻炎及经常鼻腔堵塞的患者不适合应用舌治疗装置及口腔矫正器。

（5）不能很好地合作的睡眠呼吸暂停综合征患者不适合应用舌治疗装置及口腔矫正器。

Q: 什么样的口腔矫治器可以治疗睡眠呼吸暂停综合征？

目前，治疗睡眠呼吸暂停综合征的口腔矫治器主要有两类，一类是直接针对舌体位置的舌固位器，直接牵引舌前移。如果舌后坠是患者睡眠呼吸暂停的主要原因，可尝试舌固定器。其由软塑料做成，负压面贴附于舌根，两侧附着在牙列上，以阻止舌根在睡眠时向后贴近于咽壁而阻塞呼吸道。但其疗效有限、舒适度差，故国际应用不多，国内应用者也极少。

另一类治疗器是针对下颌畸形而设计的，能够前移下颌位置而使舌根前移，扩大气道。由于它可以刺激下颌生长发育，甚至改变牙齿的排列，因而对儿童的下颌发育不良有帮助。目前，国外市场上该类矫治器很多，国内也已开展研究及应用。

需要注意的是，矫治器必须依据患者具体情况来制作，否则易滑脱。刚佩戴矫治器时会出现异物感，刺激唾液的分泌，1～2天后可消失。由于颌面部肌肉不适应，长时间佩戴会感觉下颌关节酸胀不适，数周后会好转。

睡眠呼吸暂停综合征患者是否需要应用口腔矫治器治疗，要由有经验的睡眠呼吸障碍医生决定，并与口腔正畸专家商讨采用何种矫治器进行治疗，在应用后还需经多导生理记录仪进行睡眠呼吸监测，以了解治疗效果。

Q: 可以通过单纯吸氧来治疗睡眠呼吸暂停综合征吗？

人们都知道吸氧有利于改善慢性支气管炎、肺气肿、肺心病及左心功能衰竭患者的缺氧，既然睡眠呼吸暂停综合征患者在睡眠时明显缺氧，危害人体健康，那么是否也可以通过吸氧来治疗睡眠呼吸暂停综合征呢？

一般来讲，缺氧可能由肺功能不好、空气含氧量低、血液携氧能力弱所致，这些均可通过增加吸氧量来改善缺氧。

但睡眠呼吸暂停综合征患者的情况不同，多数患者肺功能、血液携氧能力正常，缺氧的根本原因在于睡眠呼吸暂停发生时，空气不能进入肺内，氧气不能满足机体的需要。只要有足够的空气进入肺内，就不会发生缺氧，所以治疗的关键是要防止上气道的塌陷，去除呼吸暂停。

多数睡眠呼吸暂停综合征患者并无多大必要单纯吸氧，疗效也并不理想，加之长期吸氧会产生严重的不良反应，增加医疗负担，应该慎用。有些合并有严重心、肺疾患的睡眠呼吸暂停综合征患者，如要吸氧，也必须与持续气道正压通气结合，才能取得良好效果，否则有加重二氧化碳潴留的危险。

Q: 什么样的睡眠呼吸暂停综合征患者需要积极治疗？

打鼾及睡眠呼吸暂停综合征患者都应该采取戒烟酒、侧卧睡眠、减肥等治疗手段，所谓的积极治疗，是指采取能够确实降低患者死亡率的治疗措施，包括采用持续气道正压通气及一些外科手术。

虽然目前认为每小时睡眠呼吸暂停次数超过 5 次时，就可以诊断为睡眠呼吸暂停综合征，但不同患者的临床症状轻重各不相同。有的睡眠呼吸暂停指数很高，但自觉症状不重；有的睡眠呼吸暂停指数很低，但已严重影响白天的工作及生活。加之治疗所需要的医疗费用仍是一个不小的负担，因而在考虑患者是否需要积极治疗时，应该综合考虑医疗及经济等多种因素。

研究认为，睡眠呼吸暂停指数超过每小时 20 次时，睡眠呼吸暂停综合征患者的死亡率增加，寿命明显缩短，因而对于睡眠呼吸暂停指数超过每小时 20 次的患者，应该积极治疗。

白天嗜睡明显的患者，如果已证实其嗜睡确实是由于睡眠呼吸暂停综合征所引起，有时即使睡眠呼吸暂停指数很低（如上气道阻力综合征），也会严重影响工作，甚至酿成意外工伤事故，患者求治的愿望一般较强烈，也应积极治疗。

睡眠呼吸暂停综合征患者在合并心、脑、肺、肾等器官的疾病时，如高血压、冠心病、脑血管病等，睡眠呼吸暂停引起的缺氧会加重病情，应积极治疗。

睡眠呼吸暂停综合征已引起心、脑血管等其他并发症时，应积极治疗。

夜间缺氧较重，最低血氧饱和度低于 60% 者，易因缺氧而出现心律失常，应该积极治疗。

睡眠呼吸暂停指数在每小时 5 ～ 20 次、夜间缺氧不太重，又无自觉症状及其他疾病的患者，如经济条件暂时不允许，有时可不必选择费用昂贵的治疗手段。但患者应该明白的是，随着年龄的增加，加上体重增加等因素的影响，睡眠呼吸暂停的病情很可能会不断加重，应该定期复查，同时采取一些预防措施。

我们的经验是，一些轻症睡眠呼吸暂停综合征患者也会常出现咽干、咽炎久治不愈，睡觉不解乏，白天疲乏无力等不适，可进行试验性持续气道正压通气治疗，患者自我感觉及客观评价效果较好者，建议采取积极的治疗手段；对于一些试验治疗效果不明显的睡眠呼吸暂停综合征患者，可先采取一些预防病情加重的措施，并不断随诊，一旦发现病情明显加重，再进行积极治疗，既可降低医疗费用，又可保障患者的健康。

Q: 睡眠呼吸暂停综合征患者仅靠减肥治疗有效吗？

肥胖与打鼾及睡眠呼吸暂停的发生密切相关，如果体重下降 2.5～5 kg，睡眠呼吸暂停综合征患者的病情将明显改善。在临床上发现，睡眠呼吸暂停综合征患者的单纯减肥治疗常很难取得满意疗效。这是因为：目前还缺少肯定有效且不良反应少的减肥药物；有些暂时减肥成功的肥胖者要维持已经减轻的体重，实属不易，多会出现体重的反弹。

在国外开展较多的减肥手术中，最有效的是通过外科手术将肠与 1/3 的胃吻合，以减少进食量及食物的吸收，但 30%～50% 的患者术后仍有体重反跳。斯坦福大学报道的 415 例减肥手术患者中，术后体重下降 7～18 kg，但 6～12 个月后，体重均恢复到术前或比术前更高的水平。

睡眠呼吸暂停综合征可引起机体内分泌代谢功能的紊乱，从而加重患者的肥胖。

重症睡眠呼吸暂停综合征患者常出现嗜睡及白天活动量下降，易加重肥胖。

虽然减肥治疗对改善睡眠呼吸暂停综合征的病情有好处，但由于目前还缺少有效的减肥治疗手段，特别是对重症睡眠呼吸暂停综合征患者，减肥治疗尚不能彻底消除睡眠呼吸暂停，将其作为主要甚至是唯一的治疗手段并不合适，只能作为辅助治疗。由于减肥治疗起效慢，对重症睡眠呼吸暂停综合征患者必须施以更有效的治疗措施。

Q: 甲状腺功能减退患者合并睡眠呼吸暂停综合征的治疗要注意什么？

甲状腺功能减退引起或合并存在睡眠呼吸暂停综合征的患者在临床上并不少见，其治疗具有特殊性。

甲状腺功能减退常是引起睡眠呼吸暂停的原因，应针对病因进行口服甲状腺素替代治疗，甲状腺功能好转后，呼吸暂停自然减轻或消失，不必再治疗睡眠呼吸暂停。

甲状腺功能减退引起的睡眠呼吸暂停如被误诊而进行手术治疗，不仅不会取得良好的疗效，还可能诱发昏迷，有生命危险；患者术后出现感染等严重并发症的概率会增加。

很多甲状腺功能减退者有严重的心脏等其他重要脏器的并发症，出现睡眠呼吸暂停后低氧明显，但由于甲状腺功能减退患者心脏耗氧量较低，不会出现急性心脏缺氧症状，如果口服甲状腺素，易引起心脏急性缺氧。故应在小剂量激素替代治疗之前，先应用气道正压通气等手段治疗睡眠呼吸暂停，改善缺氧。

Q: 如何去除睡眠呼吸暂停综合征的诱因？

（1）戒酒及禁服镇静、安眠药物。饮酒及服用镇静、安眠药物都会加重睡眠呼吸暂停，应尽量避免饮酒及服用安眠药物。但有些患者戒酒十分困难，或者因为有其他疾病必须服用某些有镇静作用的药物，此时需要同时加用治疗睡眠呼吸暂停的其他手段，如持续气道正压通气，此时呼吸机的压力设定可以稍偏高。戒烟可减轻吸烟对上气道黏膜的刺激，减轻气道水肿。普萘洛尔等药物是治疗心脏病、控制高血压的常用药物，可加重睡眠呼吸暂停，必要时可征求专科医生意见，换用其他疗效相同而不良反应少的药物。

（2）采取侧卧位睡眠。少数睡眠呼吸暂停综合征患者的睡眠呼吸暂停只在仰卧位睡眠时出现，侧卧位甚至俯卧位睡眠时消失，即使病情较重的睡眠呼吸暂停综合征患者，侧卧位睡眠也会使病情有所改善。但由于睡眠习惯或是夜间反复憋气而频频翻身，保持侧卧位的睡姿常有困难，需经过特别的训练才行，较为简单的办法就是在背上或颈部缝制一高尔夫球或网球。有的患者还应用一种电子发声器，一旦仰卧位睡眠时，即发出声音。但这些方法都是通过唤醒或引起患者不适而调整体位，可影响患者的睡眠。

（3）预防感冒。有过敏性鼻炎的患者，在急性发作期，可滴麻黄素等鼻腔血管收缩剂，以保持鼻气道通畅。